肺疾病介入治疗快速现场评估

主　编　冯　靖

副主编　靳　芳

编　者（以姓氏汉语拼音为序）

冯　靖　天津医科大学总医院　呼吸与危重症医学科

靳　芳　天津医科大学总医院　呼吸与危重症医学科

李　芸　湖南省人民医院　呼吸与危重症医学二科

任雪珠　河北医科大学第二医院　呼吸与危重症医学一科

唐纯丽　广州医科大学附属第一医院　呼吸与危重症医学科

万　涛　重庆医科大学附属第一医院　呼吸与危重症医学科

王　可　广西医科大学第一附属医院　呼吸与危重症医学科

王　云　贵州航天医院　呼吸与危重症医学科

王凯飞　中国人民解放军总医院　呼吸与危重症医学部

周红梅　南方科技大学医院　呼吸与危重症医学科

周云芝　应急总医院　呼吸与危重症医学科

人民卫生出版社
·北京·

图书在版编目（CIP）数据

肺疾病介入治疗快速现场评估 / 冯靖主编 . —北京：
人民卫生出版社，2024.2
ISBN 978-7-117-36045-6

Ⅰ.①肺… Ⅱ.①冯… Ⅲ.①肺疾病－介入性治疗
Ⅳ.①R563.05

中国国家版本馆 CIP 数据核字（2024）第 047335 号

人卫智网	www.ipmph.com	医学教育、学术、考试、健康， 购书智慧智能综合服务平台
人卫官网	www.pmph.com	人卫官方资讯发布平台

肺疾病介入治疗快速现场评估
Fei Jibing Jieru Zhiliao Kuaisu Xianchang Pinggu

主　　编：冯　靖
出版发行：人民卫生出版社（中继线 010-59780011）
地　　址：北京市朝阳区潘家园南里 19 号
邮　　编：100021
E - mail：pmph @ pmph.com
购书热线：010-59787592　010-59787584　010-65264830
印　　刷：北京顶佳世纪印刷有限公司
经　　销：新华书店
开　　本：787×1092　1/16　印张：7
字　　数：153 千字
版　　次：2024 年 2 月第 1 版
印　　次：2024 年 3 月第 1 次印刷
标准书号：ISBN 978-7-117-36045-6
定　　价：158.00 元

打击盗版举报电话：010-59787491　E-mail：WQ @ pmph.com
质量问题联系电话：010-59787234　E-mail：zhiliang @ pmph.com
数字融合服务电话：4001118166　E-mail：zengzhi @ pmph.com

主编简介

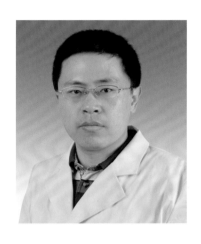

冯 靖

天津医科大学总医院副院长,天津医科大学总医院呼吸与危重症医学科主任、主任医师、教授、博士研究生导师、呼吸科博士后工作站负责人。兼任天津医科大学总医院空港医院呼吸与危重症医学科主任。

主持国家自然科学基金项目 6 项,以第一作者或通讯作者在 *N Engl J Med*、*Brain Behav Immun* 等杂志共发表 SCI 文章 70 余篇。开发介入肺脏病快速现场评价学的多种专用耗材和多项延伸应用技术。

构建介入肺脏病快速现场评价学的理论和技术体系。主持编写《诊断性介入肺脏病学快速现场评价临床实施指南》《依据诊断性介入肺脏病学快速现场评价临床实施指南的报告模板》,发表《基于快速现场评价的诊断性介入肺脏病学标准取材技术》《基于快速现场评价的常规经支气管针吸活检技术》等文章以规范快速现场评价相关的介入肺脏病取材技术。

前　言

近年来,由于肺恶性肿瘤和下呼吸道耐药病原感染患病率的增加,加之疑难病和呼吸危重症在诊断层面的迫切需求,促进了介入肺脏病学的蓬勃发展。作为肺疾病介入诊疗中"实时伴随技术"的快速现场评估(rapid on site evaluation,ROSE)技术也获得了前所未有的发展。

ROSE 作为一项快速细胞学判读技术,其内容主要包括:细胞形态、分类、计数、构成比、排列、相互关系、背景及外来物分析。作为一种细胞学载体,ROSE 具备相应功能,包括评价取材满意度,实时指导介入操作手段与方式,形成疾病的初步诊断或缩小鉴别诊断范围,优化靶部位标本进一步处理方案,充分结合临床信息与细胞学背景进行病情分析与转归预判。

主编主持编写了《诊断性介入肺脏病学快速现场评价临床实施指南》《依据诊断性介入肺脏病学快速现场评价临床实施指南的报告模板》(以下简称《模板》)。为进一步优化 ROSE 的片基制备和同质化 ROSE 的精准判读,编写组在《诊断性介入肺脏病学快速现场评价临床实施指南》《模板》的基础上,编写了这本《肺疾病介入治疗快速现场评估》。本书精选了清晰的彩色细胞学图片,包括箭头标注的教学式图片,图文并茂。全书图片均来自天津医科大学总医院呼吸与危重症医学科的细胞学室。未标注放大倍数和染色方法的图片均为 ×1 000 倍、迪夫快速染色法。

本书内容全面且丰富,可供临床医生、细胞病理医生及临床医学检验工作者阅读参考。

冯　靖

2023 年 7 月

目 录

第一章

————————

肺疾病介入诊疗中的快速现场评价（ROSE）技术

肺疾病介入治疗
快速现场评估

———

第一节　ROSE 的适用范围

在肺疾病介入诊疗操作中可常规应用快速现场评价（rapid on site evaluation，ROSE），特别是以下介入诊疗操作中应用 ROSE 会有更大获益。

1. 使用"高值耗材"或其他需较高医疗成本的诊断操作，如磁导航、经引导鞘管径向超声支气管镜（radial probe endobronchial ultrasonography with a guide sheath，radial-EBUS-GS）、经肺实质建隧道取材等。

2. 取材困难，如呼吸内镜下非直视取材、靶病灶微小或难以到达等。

3. 并发症的风险高，拟最小化或最少化取材。

4. 取材量少，经 ROSE 初步判断可优化标本流向及进一步处理方法。

5. 诊断与治疗干预需同步进行或一次完成，如肺外周结节磁导航定位消融或霉菌感染病灶诊断与注药同步等。

6. 呼吸危重症患者需紧急进行靶病灶评价，以期及时诊断、鉴别诊断并指导治疗方案的制订。

7. 肺部疑难症患者需缩小鉴别诊断范围或结合临床信息与细胞学背景进行病情评估。

8. 拟送检聚合酶链反应（polymerase chain reaction，PCR）、染色体荧光原位杂交（fluorescence in situ hybridization，FISH）、免疫细胞化学、电子显微镜检查、肿瘤相关基因检测或病原微生物宏基因组测序等时，需确认取材满意。

9. 存在较大客观压力、单次介入操作必须"确切诊断"或"立即诊断"者。

10. 手术演示、学术交流、技术培训或优化临床教学等。

第二节　ROSE 的基本工作条件和设备要求

一、ROSE 所需设备

专用细胞学显微镜，目镜镜头通常是 ×10（即 10 倍），同时须有 ×10（10 倍）和 ×40（40 倍）广视野物镜镜头。推荐加装 ×100（100 倍）"免油"物镜镜头，此类镜头免去滴油对焦所耗时间，保持镜头与玻片清洁，不仅为观察霉菌等特征性微生物所必需，而且方便获取高质量的图文资料。

二、图文成像、照相系统

专用细胞学显微镜需搭载高分辨率图文成像、照相系统,用于出具报告、资料总结、病例回顾、学术交流和临床教学等。推荐将具备自动对焦功能的高分辨率照相机集成在显微镜上作为其图文系统,其摄片质量一般好于摄像头(图 1-1)。

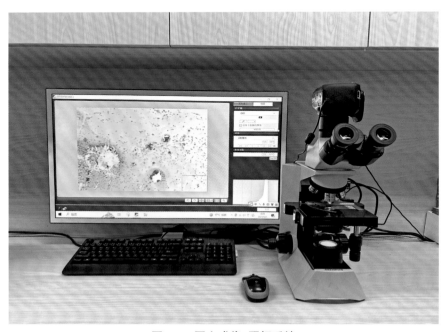

图 1-1　图文成像、照相系统

三、场所要求

ROSE 平台应位于介入诊疗操作现场,实时提供细胞学判读初步印象并能实时沟通、交流、分析。有条件的介入诊疗中心可配备专业 ROSE 室,该室须与介入诊疗操作现场相通或能经无线通信实时交流,并将显微镜下图文信息实时向介入诊疗操作术者展示(图 1-2)。

四、操作前准备

需准备无菌细胞学专用玻片(具有较强的细胞附着性)、吸水纸、无粉乳胶手套、一次性 2.5~5ml 注射器针头,并将全套迪夫(Diff Quik,DQ)染液分别置于有密封盖的玻璃染缸中,以便操作。需要离心沉渣涂片的,还需准备高速离心机、无菌离心管、微量移液器等。

五、用后玻片的处理

如需长期留存染色后的细胞学玻片,推荐直接置于阴凉干燥处,不推荐使用中性树胶封片,以免损失部分细胞学信息。

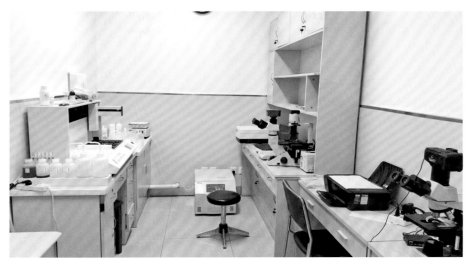

图 1-2　细胞学室

第三节　ROSE 的具体工作流程

ROSE 是将制片、染色和判读 3 个步骤连续进行的。由于 ROSE 需"实时指导介入操作手段与方式"，故实际工作中，制片、染色和判读的连续过程必须迅速而连贯。

一、ROSE 细胞学片基的制作（制片）

1. 印片（滚片）

最常用的制片方式，适用于经支气管镜肺活检（transbronchial lung biopsy，TBLB）、组织切割针经支气管镜针吸活检（transbronchial needle aspiration，TBNA）、气管内超声引导建隧活检术（endobronchial ultrasound guided tunnel drilling biopsy，EBUS-TDB）、气管内超声引导纵隔切开术（endobronchial ultrasound guided mediastinotomy，EBUS-cut）、经支气管镜腔内超声引导经支气管淋巴结活检（endobronchial ultrasound guided transbronchial node biopsy，EBUS-TBNB）、黏膜直视下活检、内科胸腔镜直视下活检、经皮组织切割针肺活检等。

靶部位取材时，用一次性 2.5~5ml 注射器针头将组织粒从活检钳钳杯或经皮组织切割针中挑出，或从组织切割针尖端推出。在尽量减少组织标本损失的前提下，在无菌细胞学专用玻片（具较强的细胞附着性）染色端三分之一处自内向外涂抹出直径约 1cm 的圆形，应薄厚适度，尽量制备成为镜下细胞单层（图 1-3）。然后，将印片（滚片）后的组织粒仍按常规方式进入病理或检验等相应后续过程，并根据 ROSE 判读结果优化靶部位标本流向，调整标本的后续处理方式。

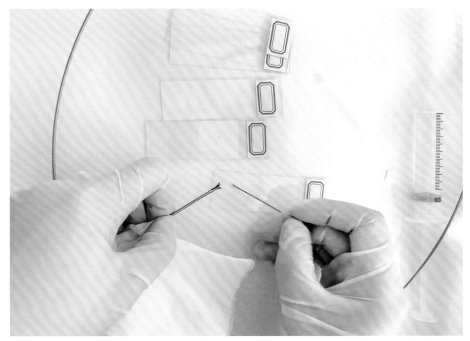

图 1-3　印片

2. 涂片（刷片）

适用于普通细胞刷、防污染细胞刷或超细细胞刷的刷检标本，以及痰液、黏稠体液等半液状标本。靶部位取材时，将刷头推出，在无菌细胞学专用玻片（具有较强的细胞附着性）染色端三分之一处往复涂抹出约 2cm×1cm 的长方形，应薄厚适度，尽量制备成为镜下细胞单层（图 1-4）。然后再制备其他检查所需制片，如送交病理科与检验科相关检查的制片。

3. 喷片

适用于细针穿刺活检与细胞穿刺针常规 TBNA 等。靶部位取材时，将穿刺针针头抵于无菌细胞学专用玻片（具有较强的细胞附着性）染色端三分之一处，穿刺针尾端空气加压的同时，自内向外涂抹出直径约 1cm 的圆形，应薄厚适度，尽量制备成为镜下细胞单层（图 1-5）。然后再制备其他检查所需制片，如送交病理科与检验科相关检查的制片。

4. 留片

适用于超声支气管镜（endobronchial ultrasonography，EBUS）引导的 TBNA，即超声引导下经支气管针吸活检（EBUS-TBNA）。靶部位取材后，将穿刺针针头抵于无菌细胞学专用玻片（具有较强的细胞附着性）中央，用穿刺针内芯将糊状组织标本推出，以尖镊子夹吸水纸铲走大部分标本，则将细胞学内容留在玻片上。然后根据 ROSE 判读结果，将糊状标本按常规方式，进入病理或检验等相应后续过程。对于 EBUS-TBNA，也可在顶出穿刺针内芯留取组织学标本后，仍采用前述"喷片"法制备 ROSE 细胞学片基。

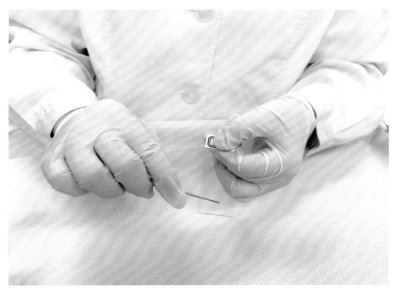

图1-4　刷片

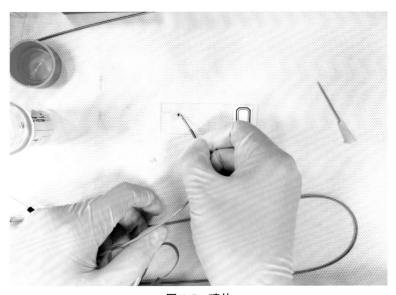

图1-5　喷片

5. 离心沉渣涂片

适用于胸腔积液、支气管肺泡灌洗液等稀薄液体标本。在胸腔穿刺术或靶部位支气管肺泡灌洗后，留取液体标本5~10ml并充分混匀，倾倒于无菌离心管中，1 500r/min离心2min后弃大部分上清液而仅留存少许底层液体，再以微量移液器反复吹打细胞沉渣块，最后吸取少许细胞沉渣混悬液于无菌细胞学专用玻片（具有较强的细胞附着性）染色端三分之一处，自内向外涂抹出直径约1cm的圆形，尽量薄厚适度（图1-6）。然后再制备其他检查所需制片，如送交病理科与检验科相关检查的制片。

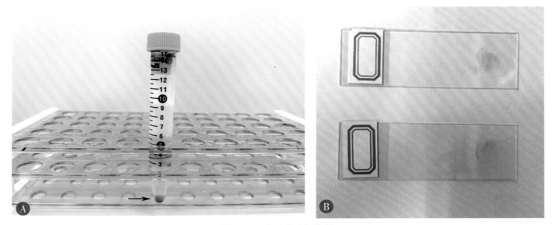

图1-6　离心沉渣涂片

A.箭头所指为离心沉渣（肺泡灌洗液）；B.离心沉渣涂片（肺泡灌洗液）。

二、ROSE 细胞学片基的快速染色（染色）

世界卫生组织（World Health Organization，WHO）推荐采用迪夫染液对 ROSE 细胞学片基进行快速染色。迪夫快速染色法与瑞特染色（Wright stain）类似，由罗曼诺夫斯基染色（Romanowsky stain）技术改良而成，细胞的色彩与表现也和瑞特染色类似。迪夫染液含酸性染料（伊红）和碱性染料（亚甲蓝），利用待染物质对染料亲和力的不同呈现出不同着色，从而达到辨别其形态特征的目的。迪夫快速染色法耗时很短，仅 30~70s，即靶部位取材制片后 1~2min 内即可染好细胞学片基，用专用显微镜进行判读。正因为制片、染色耗时极短，使 ROSE 判读过程可与介入操作过程形成"实时"反馈。

染色时推荐采用"浸染"而非"滴染"的方式以提高染色质量与效率。分别将适量迪夫 A 溶液、迪夫 B 溶液、磷酸盐缓冲液（PBS 缓冲液）和清水倒于带盖玻璃染缸中。把片基浸泡于迪夫 A 溶液（10~30s）；再于 PBS 染缸中洗掉迪夫 A 溶液，甩干缓冲液；而后再把片基浸泡于迪夫 B 溶液（20~40s）；最后在清水染缸中水洗，以吸水纸吸干、擦干玻片残留液体，完成染色（图1-7）。迪夫 A 溶液、迪夫 B 溶液、PBS 缓冲液均可挥发，用后应密封保存。

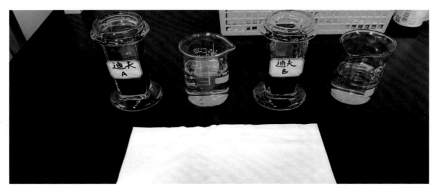

图1-7　ROSE 细胞学片基的快速染色

第二章

支气管与肺细胞学

肺疾病介入治疗
快速现场评估

————

第一节　气管 / 支气管 / 肺细胞的解剖分布、形态学（基于迪夫快速染色法）及其标注

用一大一小两个字母标注 ROSE 制片中常见细胞的类型，用一大一小两个斜体字母标注 ROSE 制片中常见的细胞状态。

近端支气管导气部固有细胞成分包括纤毛细胞、刷细胞、杯状细胞、基底细胞、神经内分泌细胞，远端支气管导气部固有细胞成分包括纤毛细胞和无毛细胞，肺组织（呼吸部）固有细胞成分包括 Ⅱ 型肺泡细胞和 Ⅰ 型肺泡细胞。

其他固有细胞成分包括成纤维细胞 / 肌成纤维细胞与纤维细胞、腺体细胞、内皮细胞、肌细胞。

常见气管 / 肺非上皮细胞（血运来源）成分包括红细胞、中性粒细胞、嗜酸性粒细胞、嗜碱性粒细胞、淋巴细胞、浆细胞、单核巨噬细胞、组织细胞、上皮样细胞、多核巨细胞、肥大细胞及其他。此外，还有胸膜间皮细胞。

一、近端支气管导气部固有细胞

1. 纤毛细胞（ciliated cell），标注为 Ci

纤毛细胞：细胞于近端气道呈柱形，细胞核位于尾部；细胞于远端气道呈立方形，细胞核位于中部；尾端胞体逐渐变细，头端有扁平终板，终板上附有粉染纤毛（图 2-1）。

2. 刷细胞（含无毛单纯小梭形上皮细胞，brush cell），标注为 Br

刷细胞：细胞于近端气道呈柱形，细胞核位于尾部；于远端气道呈立方形，细胞核位于中部；尾端胞体逐渐变细，头端有扁平终板，与纤毛细胞不同之处在于，其终板上无粉染纤毛，而附有排列整齐的短细微绒毛；也有假复层纤毛柱状上皮结构中无毛单纯小梭形（两端都逐渐变细）的刷细胞（图 2-2）。

3. 杯状细胞（goblet cell），标注为 Go

杯状细胞：细胞有极性，细胞核长轴与细胞长轴垂直，细胞底部狭窄，细胞核位于狭窄底部的一侧，细胞顶部膨大，多为空泡状细胞质，形似高脚酒杯（图 2-3）。

4. 基底细胞（又称储备细胞，basal cell），标注为 Ba

基底细胞（储备细胞）：体积小，胞核直径与红细胞类似，呈锥形或立方形，自深在向表层核质比逐渐变小，细胞质逐渐增多，细胞质具有嗜氰性，但整体核质比偏大，细胞间形成结构，成组成片出现，"席纹"状排列；属于多向干细胞，分化补充其他各类上皮细胞（图 2-4）。

5. 神经内分泌细胞(又称小颗粒细胞,neuroendocrine cell),标注为 K

神经内分泌细胞(小颗粒细胞):少见,呈柱形或立方形,细胞质丰富,整体核质比小,细胞质中可见粗大的分泌颗粒。不借助免疫细胞化学方法,与巨噬细胞或Ⅱ型肺泡细胞很难区分。

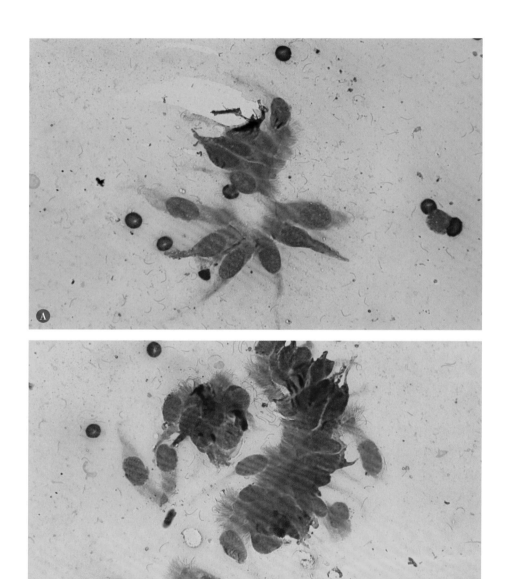

图 2-1 纤毛细胞

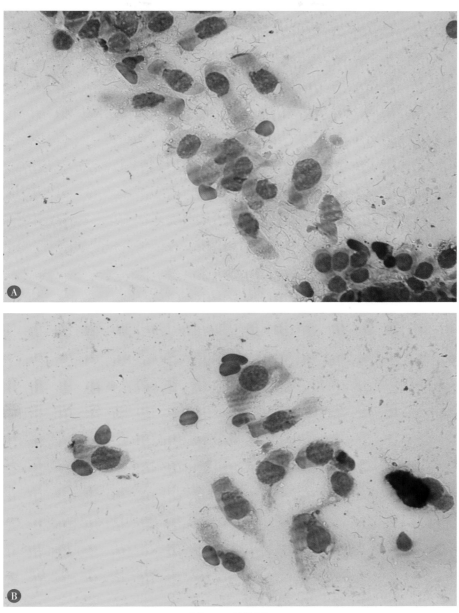

图 2-2　刷细胞

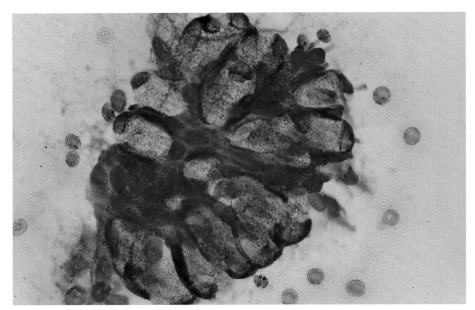

图 2-3 杯状细胞

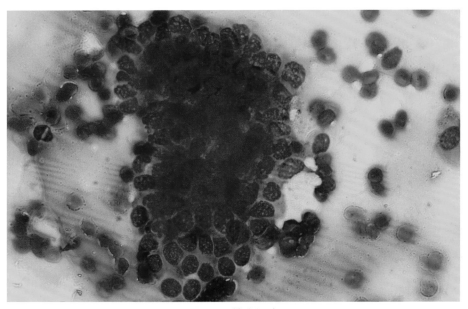

图 2-4 基底细胞

二、远端支气管导气部固有细胞

1. 克拉拉细胞(Clara cell)

克拉拉细胞的细胞核直径为红细胞直径的 1.2~1.5 倍;部分于疾病状态下进一步增大,但总体核质比和形态学仍提示为非恶性细胞;细胞核染色质细腻,总体浅染,部分于疾病状态下染色加深,也有部分细胞染色质略粗大;细胞膜菲薄,不完整,甚至不可见。有确切细胞质,但不多,呈灰蓝色或灰色,故有时呈细胞核位于无细胞膜的细胞质正中,细胞无极性;亦有无细胞质者,此时须与激活淋巴细胞相鉴别。

2. 无毛细胞(有质无毛细胞)

无毛细胞主要是克拉拉细胞,其他还有细支气管神经内分泌细胞(标注为 K,极少)和多种类型细支气管上皮细胞(如远端气道基底细胞、小血管内皮细胞),这些细胞的共同特点是有质无毛,可统称为远端/终末细支气管上皮细胞,也可统称为远端气道上皮细胞、Feng's cell,标注为 F(图 2-5)。

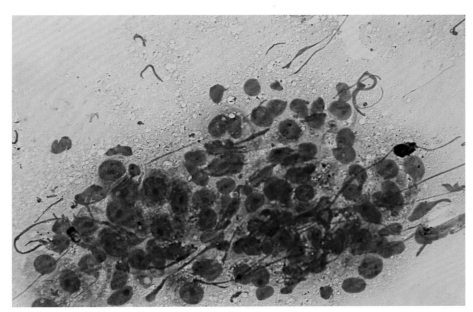

图 2-5 远端气道上皮细胞

三、肺组织(呼吸部)固有细胞

1. Ⅱ型肺泡细胞[type Ⅱ alveolar cell(type Ⅱ pneumocyte)],标注为 AI2

Ⅱ型肺泡细胞:核质比较小,胞核圆形或类圆形,与肺巨噬细胞类似,但整体胞质染色较肺巨噬细胞和组织细胞深,胞质中可见空泡,无肺巨噬细胞吞噬物质(图 2-6)。

2. Ⅰ型肺泡细胞[type Ⅰ alveolar cell(type Ⅰ pneumocyte)],标注为 AI1

Ⅰ型肺泡细胞:少见,仅在较多肺组织破坏时见到;细胞呈大的不规则扁片状(一般厚度为 0.2μm),胞核呈椭圆形扁片状,胞质具有嗜中性。ROSE 中该细胞离体后呈长条带状或扁片状,胞核处略厚,具有嗜氰性,与坏死核丝、无定形物、退变Ⅱ型肺泡细胞等于光镜下难以辨识。Ⅰ型肺泡细胞为少见的构成或分隔肺泡的结构细胞,对其判读和辨识的临床意义不大(图 2-7)。

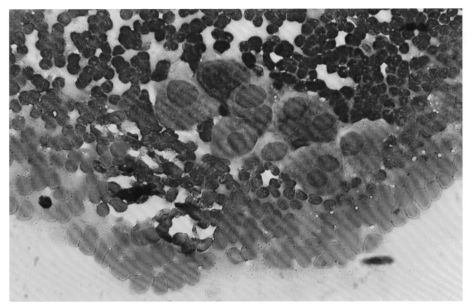

图 2-6　Ⅱ型肺泡细胞

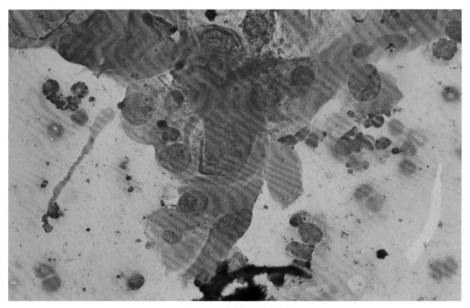

图 2-7　Ⅰ型肺泡细胞

四、其他固有细胞

1. 成纤维细胞 / 肌成纤维细胞（fibroblast/myofibroblast），标注为 Fb

成纤维细胞 / 肌成纤维细胞：细胞大而圆，胞质丰富、深染、嗜氰；胞核较大，往往是红细胞直径 2 倍以上；核膜厚，亦深染、嗜氰。肌成纤维细胞：肌成纤维细胞是由成纤维细胞演变而来,较大,呈三角形、宽的长梭形或菱形,胞质丰富、深染、嗜氰;胞核较大,往往是红细胞直径 2 倍以上;核膜不规则,常见破损,亦深染、嗜氰(图 2-8)。

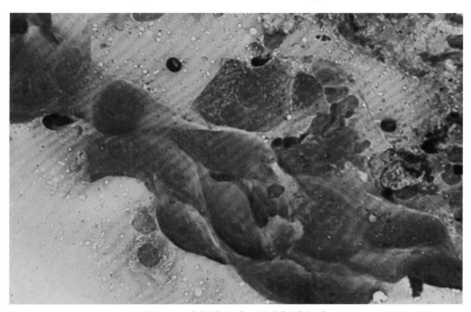

图 2-8　成纤维细胞 / 肌成纤维细胞

2. 纤维细胞(fibrocyte),标注为 Fi

纤维细胞:纤维细胞也是由成纤维细胞演变而来,较成纤维细胞的整体和胞核均小些,细胞呈窄的长形或细梭形,往往集中出现,串行排列(图 2-9)。

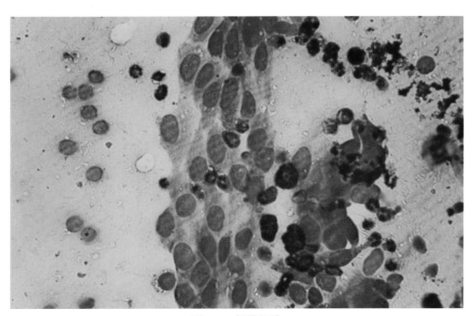

图 2-9　纤维细胞

3. 腺体细胞（glandular cell），标注为 Gl

腺体细胞：常呈有结构的片状排列，胞质丰富、空泡、淡染，嗜中性；核质比较小；胞核嗜酸，多偏心（图 2-10）。

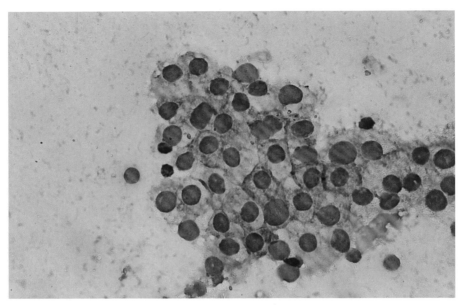

图 2-10　腺体细胞

4. 内皮细胞（endothelial cell），标注为 En

内皮细胞：细胞呈精致的长纺锤形，可连续、成结构地排列；胞核大小一致，圆形或卵圆形，染色质呈细颗粒状。血管内皮细胞是 Feng's cell（F 细胞）的一组亚型，非 ROSE 专业人员可不必区分，可直接判读为 F 细胞，且细分 F 细胞临床意义本就不足。其与肌成纤维细胞鉴别要点在于血管内皮细胞乏母细胞特性，与其他 F 细胞鉴别要点在于血管内皮细胞呈长纺锤形，相互形成结构，周围乏 Ⅱ 型肺泡细胞，亦乏较多纤毛柱状上皮细胞和其他 F 细胞，这是由其组学位置决定的（图 2-11）。

5. 肌细胞（myocyte），标注为 My

肌细胞：少见，较长的梭形；胞核呈雪茄样，两端钝圆。比较容易辨识，属于误采细胞，且不易脱落于 ROSE 玻片。

五、常见气管 / 肺非上皮细胞

1. 红细胞（erythrocyte），标注为 Er

红细胞：圆形，直径 6~9μm，平均为 7.2μm；迪夫快速染色呈浅红色或灰色，中间浅染；可作为测定其他细胞大小的"标尺"。

2. 中性粒细胞（neutrophil），标注为 Ne

中性粒细胞：直径 10~12μm；迪夫快速染色胞质呈无色，核呈深染的弯曲杆状（马蹄铁形）或分叶状，分叶核一般为 2~5 叶，叶间有细丝相连（图 2-12）。

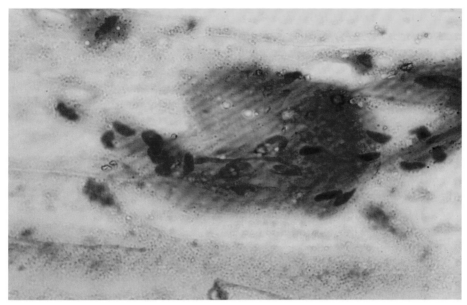

图 2-11 内皮细胞

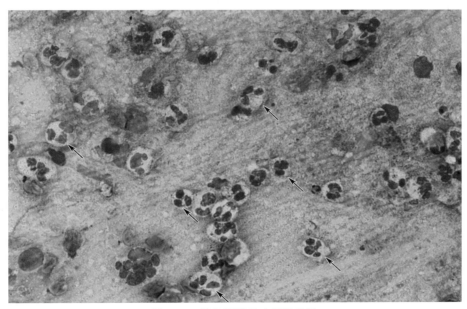

图 2-12 箭头所指为中性粒细胞

一般在 TBLB 印片 ROSE 中,中性粒细胞数量极低,无明显感染且 TBLB 无明显出血时,较难见到;一般见到明确中性粒细胞分布时,即可明确存在相关感染;当中性粒细胞分布密度较大时,可确认相关感染较重;须注意,黏液 / 分泌物中,因其本身中性粒细胞分布密度就较大,判读时应综合考虑。

感染激期时,中性粒细胞以杆状核与二叶核为主,胞膜相对完整,胞质饱满呈"中毒样";感染坏死期时,中性粒细胞以 3~5 叶核为主,往往无胞膜,无胞质,呈中性粒细胞"残核碎影"。

细菌感染时,大部分可见"中性粒细胞吞噬细菌",对感染判读有提示意义;根据细胞学相关理论,中性粒细胞很少吞噬"定植菌",而倾向吞噬"致病菌";中性粒细胞见于细菌、真菌等导致的化脓性感染,部分风湿病及其他可致肺组织破坏的反应。

3. 嗜酸性粒细胞(eosinophil),标注为 Eo

嗜酸性粒细胞:直径 13~15μm,细胞核形状与中性粒细胞类似,分 2~3 叶,一般 2 叶核呈眼镜状、深紫色;胞质含细碎嗜酸性颗粒,胞质嗜酸,呈淡红色(图 2-13);嗜酸性粒细胞易脱浆,脱浆后颗粒分布于破碎细胞周围;嗜酸性粒细胞大量崩解时,可形成菱形夏科 - 莱登结晶(Charcot-Leyden crystal);可见于结核、寄生虫病、肿瘤、变态反应等。

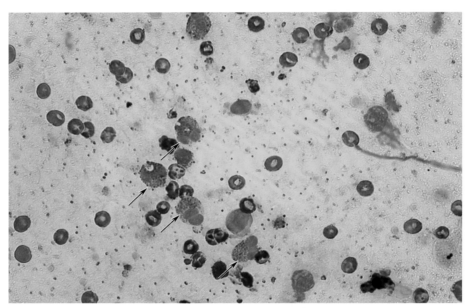

图 2-13 箭头所指为嗜酸性粒细胞

4. 嗜碱性粒细胞(basophil),标注为 Bp

嗜碱性粒细胞:直径 10~14μm,圆形,胞质内含粗大、大小分布不均、染成蓝紫色的嗜碱性颗粒;颗粒覆盖于细胞核上,故细胞核形状虽与中性粒细胞类似,分 2~3 叶,一般 2 叶,但常常由于粗大嗜碱性颗粒覆盖其上而显示不清(图 2-14);嗜碱性粒细胞增加亦主要见于过敏性疾病。

5. 淋巴细胞(lymphocyte),标注为 Ly

淋巴细胞:按直径分为大(11~18μm)、中(7~11μm)、小(4~7μm)3 种;肺活检 ROSE主要可见中、小淋巴细胞;TBNA 制片 ROSE 可见大淋巴细胞;肺活检中淋巴细胞核质比大,胞质少;成熟稳定的淋巴细胞核呈类圆形,染色质多,染色较深,胞质呈蓝灰色(图 2-15)。

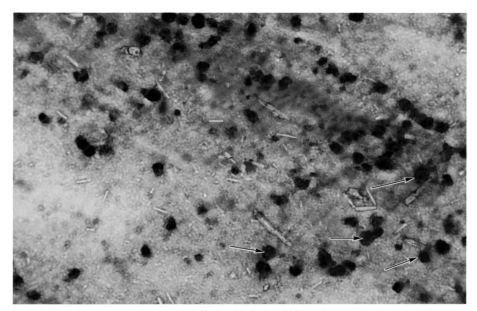

图 2-14　箭头所指为嗜碱性粒细胞

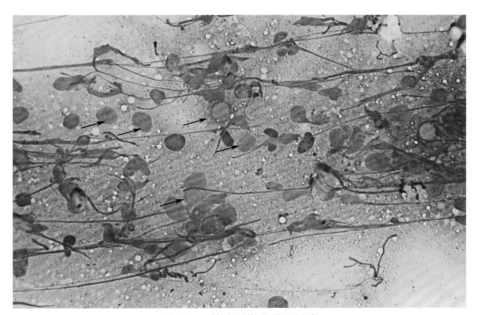

图 2-15　箭头所指为淋巴细胞

　　激活状态下淋巴细胞核较大,染色质均匀疏松,染色较成熟稳定的淋巴细胞浅,细胞质极少或无胞质,在肺活检中常集中出现;TBNA 中,大淋巴细胞呈圆形,胞质量多,淡蓝色;胞核类圆形,可有切迹(B 淋巴细胞);核染色质浓集,可见核仁形成单位;小淋巴细胞呈圆形或类圆形,细胞质极少或无胞质,蓝色,无颗粒;胞核圆形,可见切迹或凹陷(B 淋巴细胞),核染色质成块状,紫红色,无核仁或有小核仁形成单位。

6. 浆细胞(plasmocyte),标注为 Pl

浆细胞：是由 B 淋巴细胞对于 CD4$^+$ 淋巴细胞的刺激异化而来的,又称效应 B 细胞,故部分与 B 淋巴细胞形态学一致。浆细胞直径 10~20μm;核偏于一侧,偶可见双核;染色质粗而密,染成紫丁香色,不均匀,常有核旁半月状淡染区,胞质可有空泡(图 2-16)。

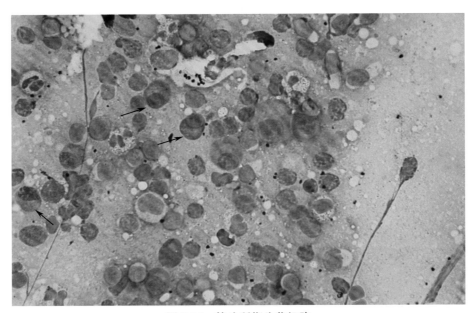

图 2-16　箭头所指为浆细胞

淋巴细胞较多出现通常代表病灶呈急性时相,见于各类炎症反应、病毒感染、结核病(较为明显)、部分风湿病、部分变态反应,以及移植物抗宿主病等免疫反应。出现浆细胞时,提示病灶开始进入慢性时相(但不否定急性时相)。

7. 肥大细胞(mastocyte),标注为 Mc

肥大细胞：嗜碱性粒细胞在结缔组织和黏膜上皮内时,称为肥大细胞,其结构和功能与嗜碱性粒细胞相似。和血嗜碱性粒细胞一样,具有嗜碱性颗粒。迪夫快速染色特点为胞质中充满甲苯胺蓝染色阳性的玫瑰红色颗粒(图 2-17)。

8. 单核巨噬细胞系统

游走巨噬细胞,即单核细胞(mononuclear cell),标注为 Mo;巨噬细胞(macrophage),标注为 Ma。

单核巨噬细胞：单核细胞直径 12~20μm,圆形或不规则形,偶见伪足;胞核形态不规则,可呈肾形、马蹄形、分叶状,常伴有切迹、凹陷,可有明显扭曲折叠,核染色质较细致,疏松呈丝网状或条索状,无核仁;胞质量多,染色呈灰蓝色、粉红色或嗜中性,胞质内见细小紫红色颗粒(图 2-18);单核细胞一旦游走进入肺内间质即分化为肺巨噬细胞。

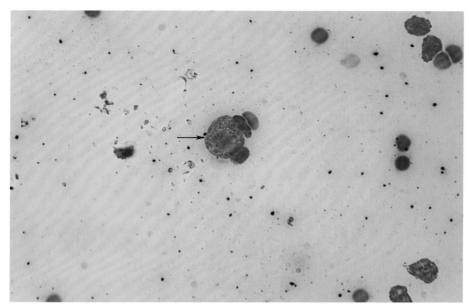

图 2-17 箭头所指为肥大细胞

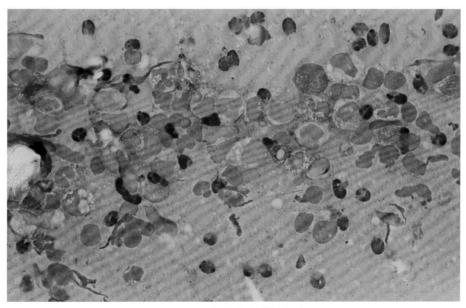

图 2-18 图中央为单核细胞

　　肺巨噬细胞：由单核细胞分化而来,广泛分布于间质,在细支气管以下气道和肺泡隔内较多;部分游走至肺泡,称为肺泡巨噬细胞;直径 9~40μm,胞核圆形或类圆形;胞质丰富,并以有被吞噬物或呈泡沫样为其特征(图 2-19);早期肺巨噬细胞相对较小,胞质和被吞噬物也较少。

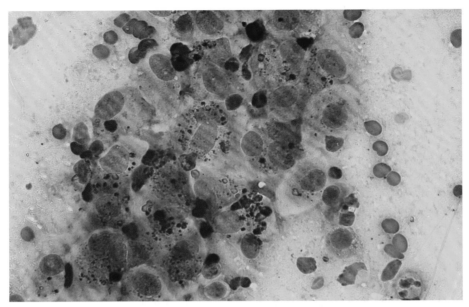

图 2-19　巨噬细胞吞噬碳尘颗粒

9. 组织细胞(histocyte),标注为 Hi

组织细胞:由单核细胞分化而来或由肺巨噬细胞(亦起源于单核细胞)吞噬病原体(如结核菌)等以后转化而来;细胞大小不一,一般直径在 7μm 以上,为圆形、卵圆形或不规则形,胞质丰富,淡染,细胞膜菲薄甚至不完整,可"脱浆"形成裸核;核呈细小空泡样,呈不规则圆形、卵圆形、长形或肾形,有时可见核仁,可有核偏位(图 2-20)。

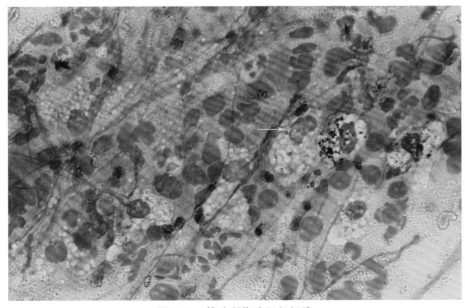

图 2-20　箭头所指为组织细胞

组织细胞较多出现提示慢性时相,且开始增生修复(但不否定急性时相)。

10. 上皮样细胞,或称类上皮细胞(epithelioid cell),标注为 Ei

上皮样细胞:为肉芽肿主要细胞成分;可由单核细胞直接分化而来,或由组织细胞或肺巨噬细胞(均为单核细胞起源)吞噬消化病原体(如含有蜡质膜的结核菌)等以后转化而来;梭形或多边形,胞质丰富,淡染,细胞膜菲薄甚至不完整,相当一部分"脱浆"形成裸核;核呈细小空泡样、肾形、月牙形、鞋底样、狭长杆状或黄瓜状,两端钝圆(图 2-21)。

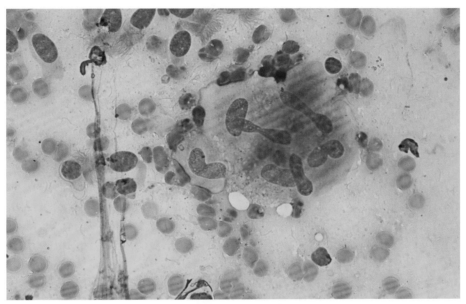

图 2-21　图中央为上皮样细胞聚集

可以认为,单核 - 巨噬细胞、组织细胞、上皮样细胞是同一个单核细胞系分化演变的不同阶段;在该演变过程中,细胞逐渐不规则;胞浆逐渐增多;细胞膜逐渐菲薄,逐渐"脱浆"形成裸核;细胞核由类圆形逐渐变为不规则形,最后变为肾形,再变为长形,后变为黄瓜形,越来越长;它们可与淋巴细胞混合分布并逐渐发展为环形排列,胞质伸出伪足相互融合,形成多核巨细胞,或更多上皮样细胞可形成肉芽肿。

11. 多核巨细胞(multinucleated giant cell),标注为 Gi

多核巨细胞:3 个以上甚至上百个、几百个上皮样细胞伸出胞质突起,然后胞体相互靠近,最后经胞质突起融合,使上皮样细胞环形排列,与淋巴细胞融合在一起形成多核巨细胞,胞质丰富(图 2-22);上皮样细胞与淋巴细胞的胞核环形散在分布于巨细胞胞质中。结核病的多核巨细胞又称为朗格汉斯细胞(Langhans giant cell)。

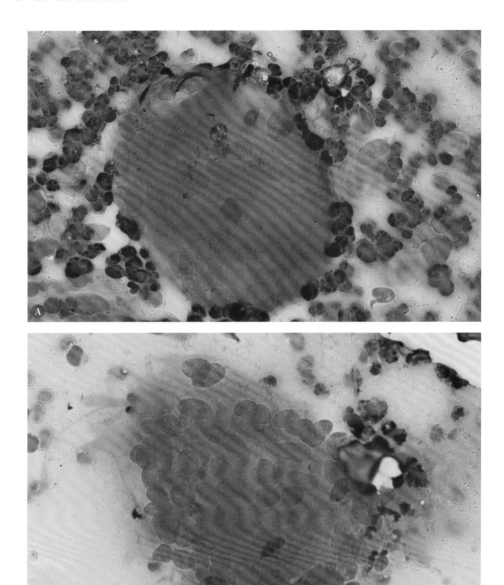

图 2-22　多核巨细胞

六、胸膜间皮细胞

胸膜间皮细胞（mesothelial cell），标注为 Me。

间皮细胞：呈规则圆形，核质比小；核形规则，多居中，也可偏位，直径为红细胞直径的 1.2～1.5 倍，可有核仁；胞质丰富，嗜中性或染成灰蓝色；细胞排列规则，细胞间可有缝隙，呈"开窗现象"或呈"漂浮气球样"（图 2-23）。

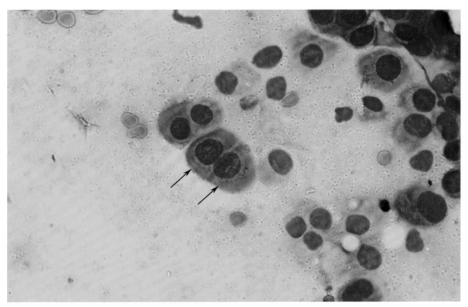

图 2-23　箭头所指为间皮细胞,呈"开窗现象"

七、其他可标注成分

1. 黏液(mucus),标注为 Mu。

2. 嵌合(gomphosis),标注为 Gp。

3. 角化(keratinization),标注为 Ke。

4. 细胞质(简称胞质)(cytoplasm),标注为 Cp。

八、细胞状态(斜体)

1. 增生(hyperplasia),标注为 *Hy*。

2. 坏死(necrosis),标注为 *Nr*。

3. 聚集(aggregate),标注为 *Ag*。

4. 巨细胞反应(或称细胞增大反应,giant cell reaction/cytomegalic,图 2-24),标注为 *Gc* 或 *Cm*。

5. 多核化(multinucleation),标注为 *Mn*。

6. 吞噬细胞(phagocyte),标注为 *Pc*。

九、某些外在物

1. 菌丝(hypha),标注为 Hp。

2. 隔膜(septum),标注为 Se。

3. 分叉(bifurcate),标注为 Bi。

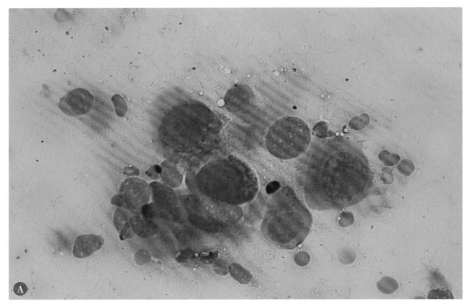

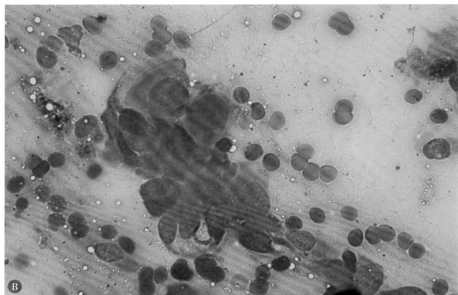

图 2-24　巨细胞反应

4. 孢子（含隐球菌荚膜包囊，spore），标注为 Sp。

5. 包涵体（inclusion body），标注为 Ib。

6. 无定形物（amorphous material），标注为 Am。

7. 透明膜（hyaline membrane），标注为 Hy。

8. 细菌（bacterium），标注为 Bt。

多种外在物的显微镜下结构见图 2-25~ 图 2-32。

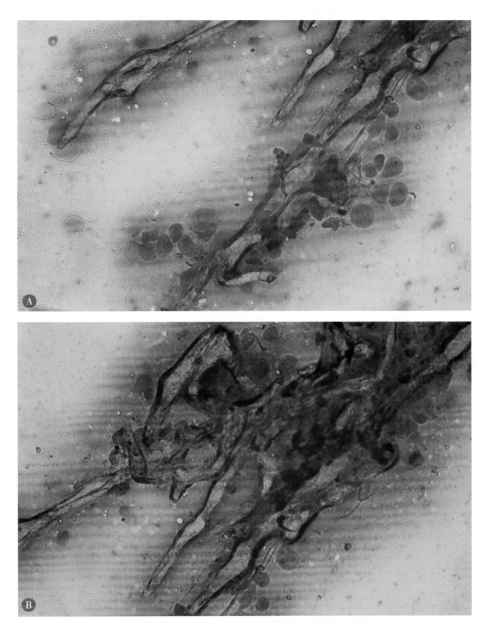

图 2-25　毛霉菌菌丝：宽大飘带样无分隔菌丝，菌丝直径约 8~10μm

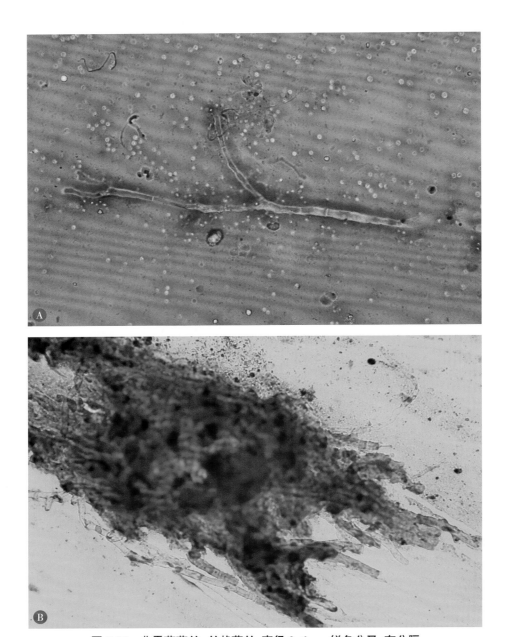

图 2-26 曲霉菌菌丝：丝状菌丝，直径 3~6μm，锐角分叉，有分隔

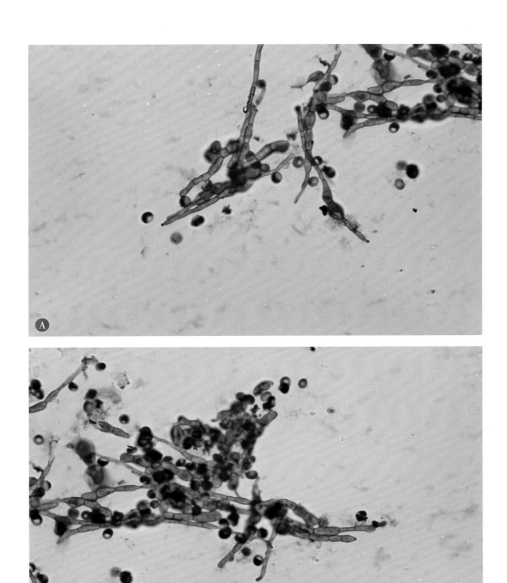

图 2-27 白念珠菌(又称白色假丝酵母菌): 菌体呈圆形或卵圆形,直径 3~6μm

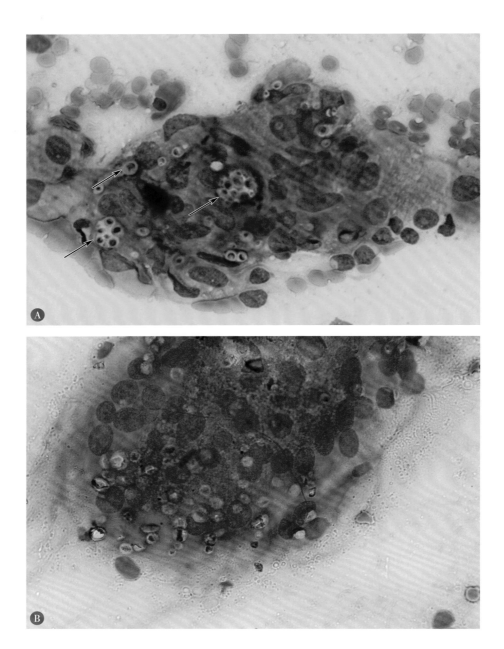

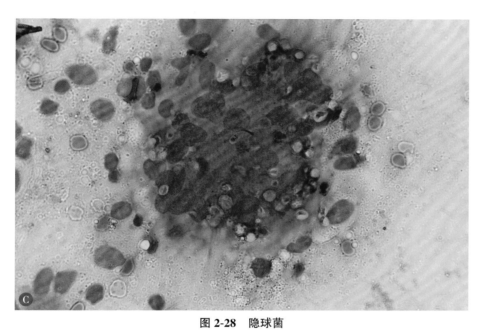

图 2-28　隐球菌

A. 箭头所指为隐球菌: 直径 4~6μm 圆形菌体, 外有一圈透明荚膜, 内有孢子, 深染, 形态不规则;
B、C. 多核巨细胞内见隐球菌

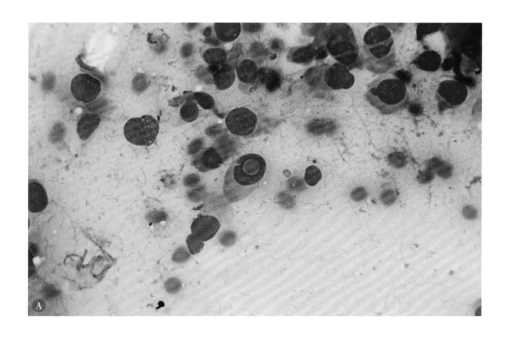

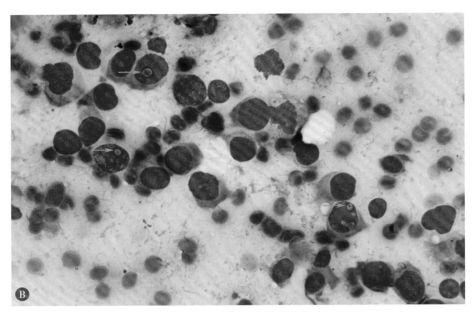

图 2-29 箭头所指为包涵体

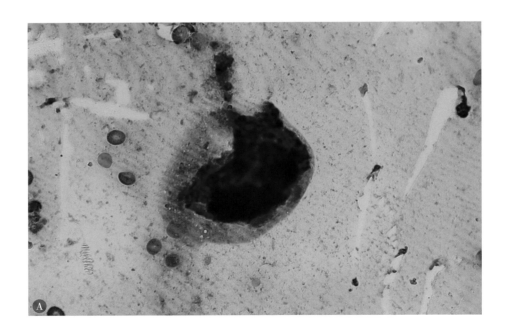

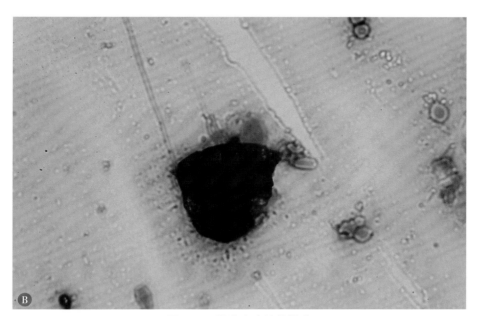

图 2-30 图中央为淀粉样变

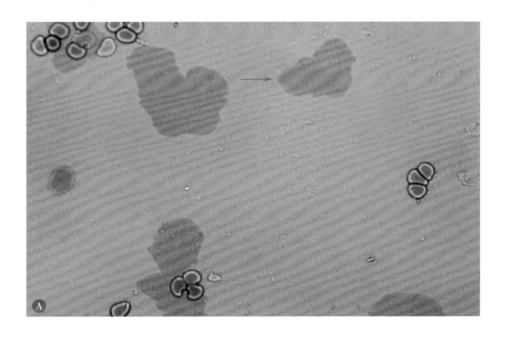

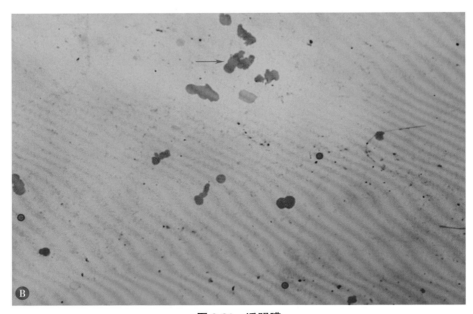

图 2-31 透明膜

A.箭头所指为透明膜；B.箭头所指为透明膜(迪夫快速染色法，×400 倍)。

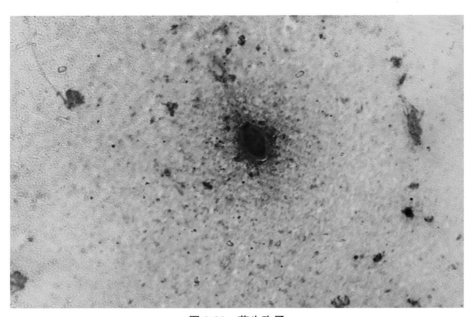

图 2-32 芽生孢子

第二节 肺部实体恶性肿瘤 ROSE 细胞学特点

作为面目狰狞的"外来细胞",恶性实体肿瘤细胞具有如下特点。

一、细胞及其成分径线增加

①恶性细胞体积常显著增大或大小不等:较大恶性细胞的直径往往是较小恶性细胞的 2 倍以上;②细胞核大,核质比(N/C)增加(原因是胞核成分增殖较胞质快):一般认为 N/C<1/3 相对正常,>1/2 则提示恶性可能;③核仁增大或大小不等:核仁长径 / 核长径(n/N)>0.25 则提示恶性可能,可有多个核仁。

二、细胞及其成分成角度

①恶性细胞整体成角度,呈多边、多角及各种不规则形;②细胞核成角度,呈不规则圆形、肾形、芽状、结节状及各种不规则形,甚至突出于胞质;③核仁成角度,奇形怪状且边缘不规则。

三、细胞及其成分浓染

①恶性细胞整体染色较深且胞质不均匀浓染;②细胞核染色质浓集不均并深染;③核仁不均匀浓染。

四、细胞成分增多

①可双核甚至多核;②核仁数目多,3~4 个及以上;③可有多倍体、异倍体。

五、细胞核膜厚而浆膜相对菲薄

①核膜增厚或核轮廓不清、退化、裸核;②细胞膜相对菲薄,外缘不清,形状不规则。

六、细胞及其成分拥挤层叠

①恶性细胞相互拥挤,常趋于相互重叠,边界不清;②细胞核数目增多,相互拥挤;③核仁增多,排列紊乱,相互融合拥挤;④染色质向细胞核周边浓集。

七、细胞及其成分排列紊乱

①恶性细胞可排列成乳头状、腺泡状、桑葚状等,甚至形成三维结构或恶性细胞"自吞噬";②细胞核畸形,大小不等,排列紊乱;③核仁排列紊乱,相互融合拥挤;④可有病理核分裂;⑤染色体排列紊乱,失极性,可呈碎片样。

八、细胞背景分析

①背景可见红细胞、炎症细胞及大量坏死细胞残影,成为"肿瘤素质或阳性背景";②若伴感染,可见中性粒细胞浸润。

第三节　肺部实体恶性肿瘤 ROSE 细胞学分型要点

肺部实体恶性肿瘤通常会符合一部分常见实体恶性肿瘤 ROSE 细胞学特点,见前述。

一、鳞癌

分化较高时:①癌细胞呈不规则形,"不圆、多角、梭形",畸形明显,边缘相对清楚;②胞质呈"角化"的"均匀石膏样",红染为主,部分"少浆"甚至"裸核";③胞核染色质浓集深染,核大小不规则、成角度、畸形明显;④"阳性背景"明显(图 2-33)。

分化较低时:①癌细胞生长活跃,角化不显著;②形状相对规则,类圆形,可成团分布;③核大而畸形,染色质呈粗网状,分布不均,核仁明显;④胞质少而偏嗜碱性,边缘不清(图 2-34)。

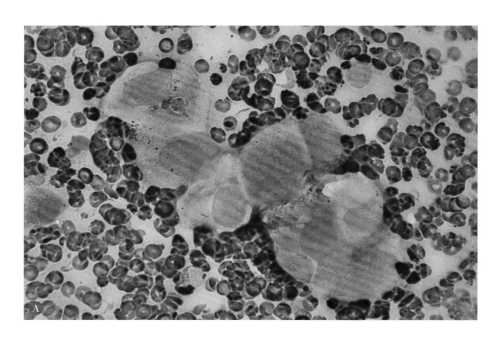

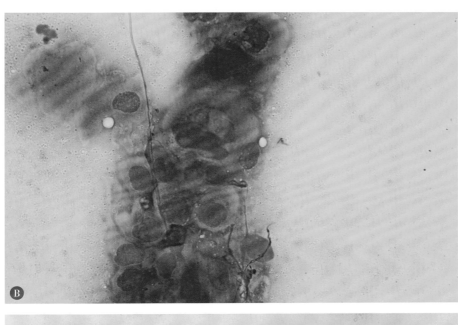

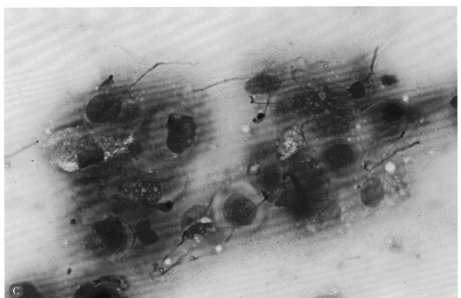

图 2-33　分化较高鳞癌

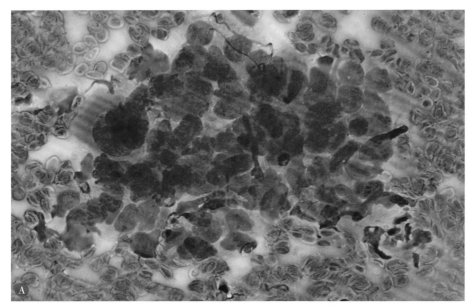

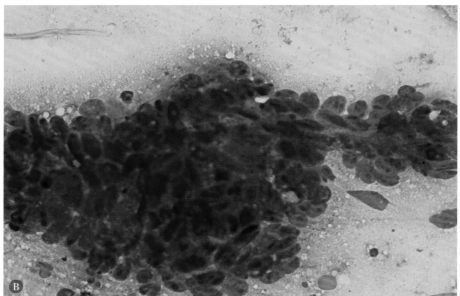

图 2-34　低分化鳞癌

二、腺癌

分化较高时：①癌细胞较大，类圆形，成堆、成团分布；②核大，胞质丰富、有空泡，呈"高分泌样"甚或"印戒样"；③呈腺泡样、乳头样、桑葚样排列；④也有核呈小圆形，胞质较多；⑤染色质呈粗颗粒状；⑥核仁大而清楚，可多个（图 2-35）。

分化较低时：①癌细胞小，单个散在或成团，结构性脱落，界限不清；②细胞核可偏于边缘,边缘隆起;③也有核大者,呈圆形、不规则形;④染色质浓集不均,胞质可少而嗜碱,可有透明空泡(图 2-36)。

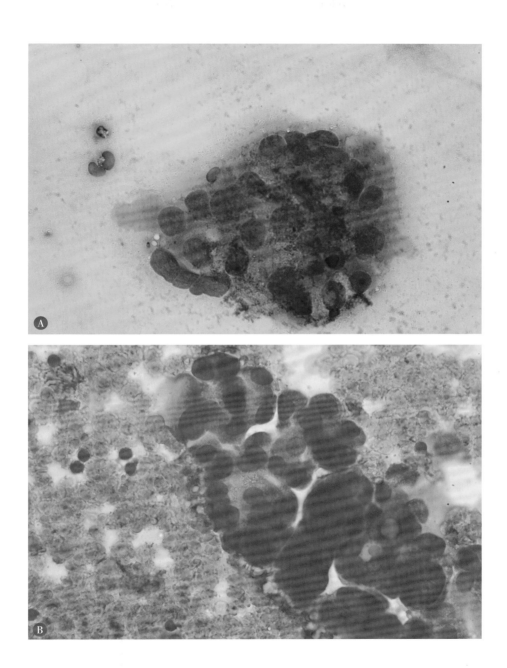

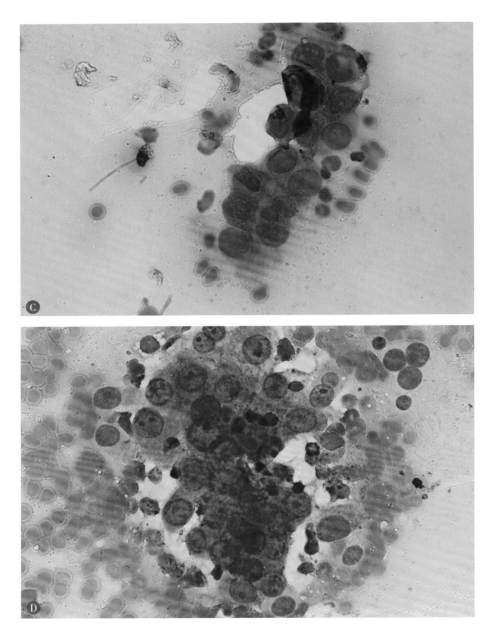

图 2-35 腺癌(分化较高)

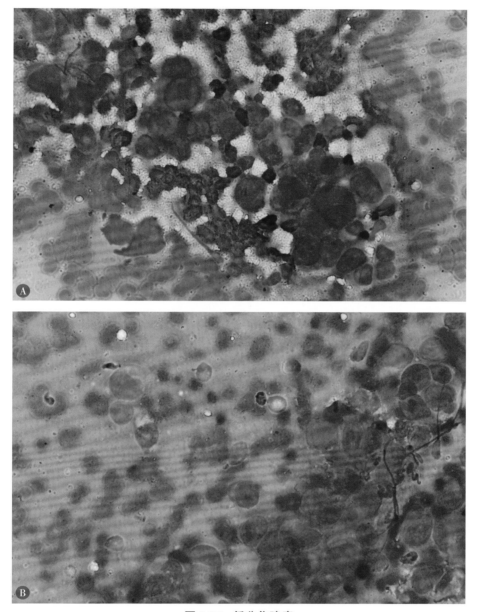

图 2-36　低分化腺癌

三、腺鳞癌

①有角化、癌珠、细胞间桥等鳞状细胞癌特征；②有胞质丰富、高分泌、三维腺腔结构等腺癌特征；③可并存形成腺鳞癌 ROSE 特征。

四、未分化癌

①小细胞未分化癌：癌细胞相对较小，"无（细胞）质、无（核）仁、鬼脸、镶嵌"，即胞质

少或裸核无质(高核质比),核仁模糊不清或缺如,核染色质呈颗粒块状、不均匀"鬼脸"样分布,癌细胞可呈队列或镶嵌样排列(呈"脊椎骨样"),并常密集成团。常见坏死、核丝(图 2-37)。②大细胞未分化癌(大细胞癌和大细胞神经内分泌癌):"(细胞)个大、(细胞)核大、(核)仁大、(细胞)质少、镶嵌,即三多一少伴镶嵌",癌细胞体积大,细胞核大,核染色质丰富,呈粗颗粒状,核仁大,病理性核分裂常见;排列呈镶嵌样,胞质少或中等量,可偏嗜碱性;细胞成团坏死常见(图 2-38)。

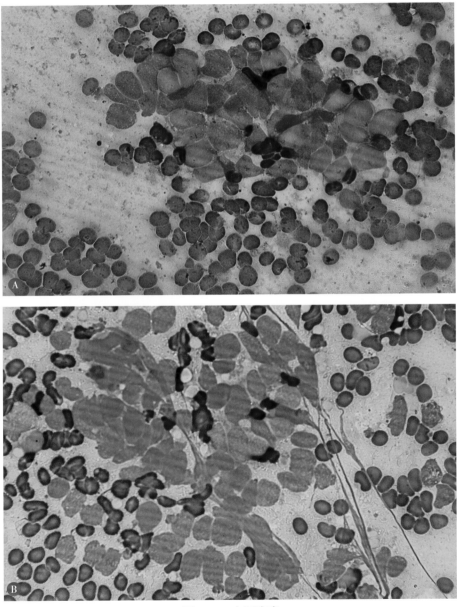

图 2-37　小细胞癌

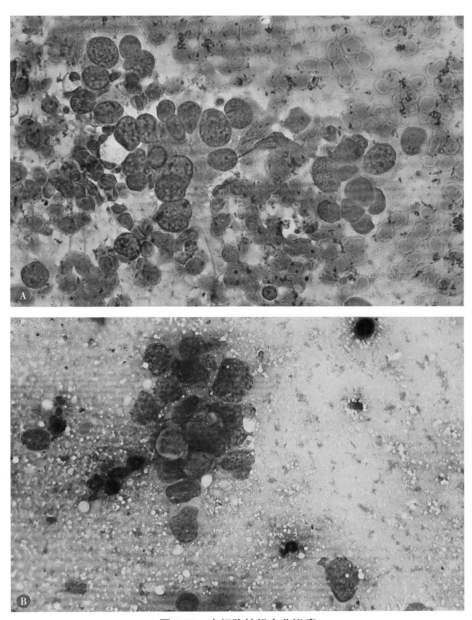

图 2-38 大细胞神经内分泌癌

第四节 其他一些可累及肺脏的恶性肿瘤 ROSE 细胞学特点

通常会符合一部分常见实体恶性肿瘤 ROSE 细胞学的特点（见前述）。

一、不典型类癌

①癌细胞大小一致，呈索状、网状排列，与典型类癌相比，细胞较大，坏死及病理性核分裂常见；②胞核呈圆形或卵圆形，可见特征性细颗粒状染色质［"胡椒盐样"（salt and pepper）］，胞质少（图 2-39）。

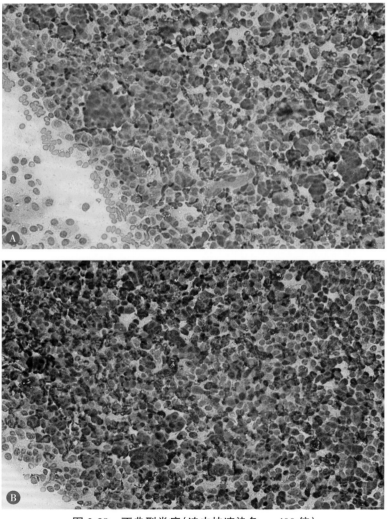

图 2-39 不典型类癌（迪夫快速染色，×400 倍）

二、腺样囊性癌

癌细胞排列成立体球形结构,细胞团内可见半透明黏液样基质球(图 2-40)。

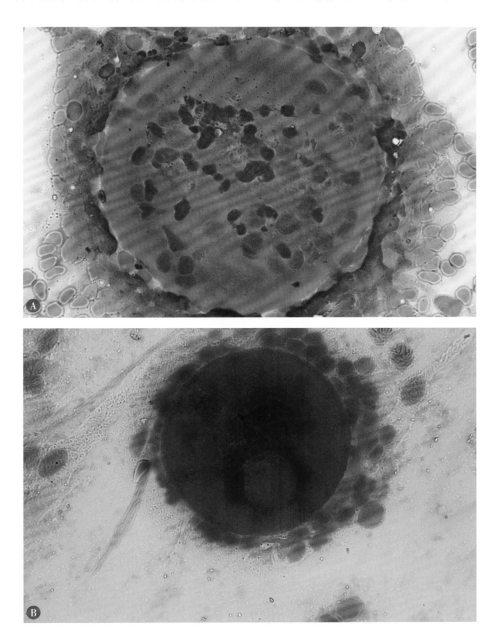

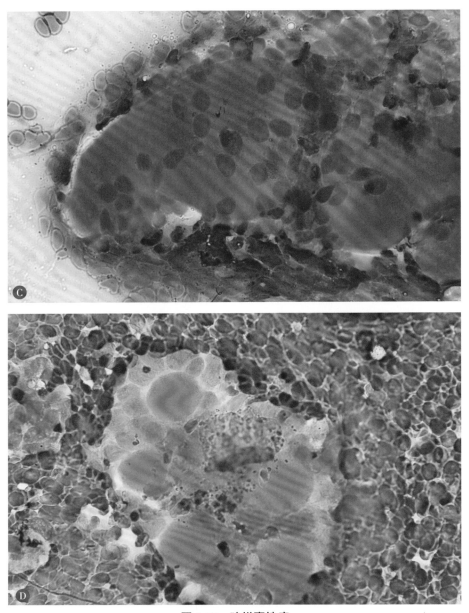

图 2-40 腺样囊性癌

A、B. 腺样囊性癌（迪夫快速染色，×1 000 倍）; C、D. 腺样囊性癌（迪夫快速染色，×400 倍）

三、淋巴瘤

黏膜相关淋巴组织（mucosal-associated lymphoid tissue，MALT）型结外边缘区 B 细胞淋巴瘤：小淋巴样瘤细胞为主，染色质浓染，分布不均，向细胞核外周集中，形成"鬼脸"或"空心"样改变；较多浆细胞分散分布于淋巴细胞中（图 2-41）。

弥漫性大 B 细胞淋巴瘤：细胞较大，是邻近小淋巴细胞的 2~4 倍（图 2-42）。

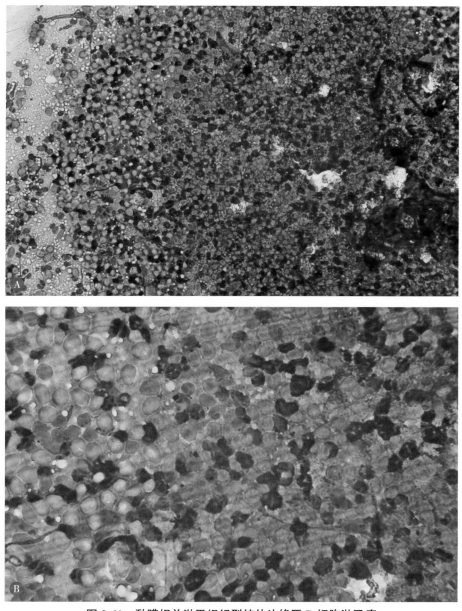

图 2-41 黏膜相关淋巴组织型结外边缘区 B 细胞淋巴瘤
A. 黏膜相关淋巴组织结外边缘区 B 细胞淋巴瘤（迪夫快速染色，×400 倍）；
B. 黏膜相关淋巴组织型结外边缘区 B 细胞淋巴瘤（迪夫快速染色，×1 000 倍）

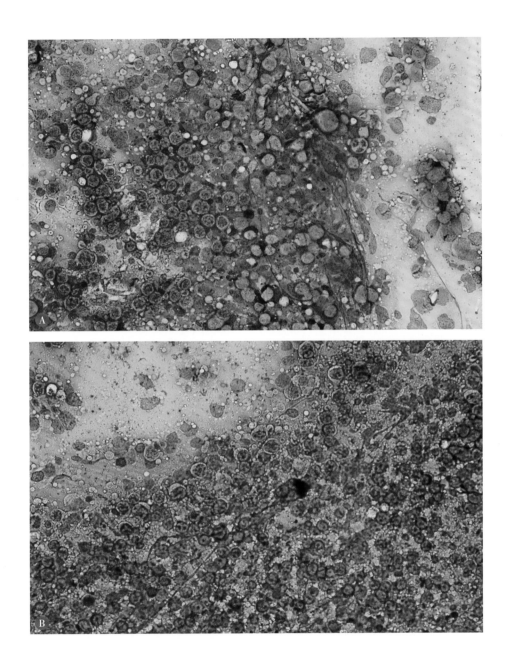

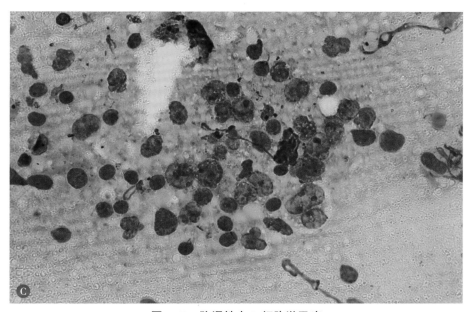

图 2-42　弥漫性大 B 细胞淋巴瘤
A、B. 弥漫性大 B 细胞淋巴瘤（迪夫快速染色，×400 倍）；
C. 弥漫性大 B 细胞淋巴瘤（迪夫快速染色，×1 000 倍）

　　霍奇金淋巴瘤：异型较明显，细胞核较一般淋巴细胞明显增大，形态不规则（多呈不规则圆形，有缺口、疝出、有裂），多角度，大小不一，胞浆少而浅染，染色质呈粗网状或粗颗粒状，核膜增厚；可见 Reed Sternberg 细胞（RS 细胞，又称镜影细胞）（图 2-43）。

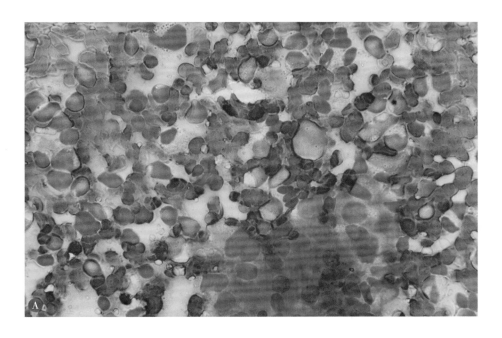

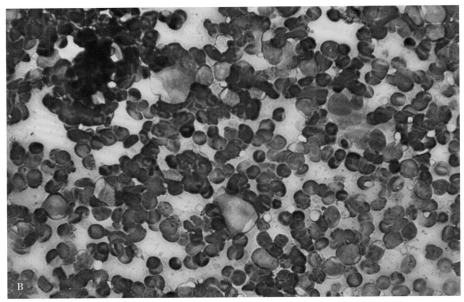

图 2-43　霍奇金淋巴瘤

四、肾透明细胞癌肺转移

癌细胞较大,胞质透明或嗜酸性;核仁大,位于细胞核中心(图 2-44)。

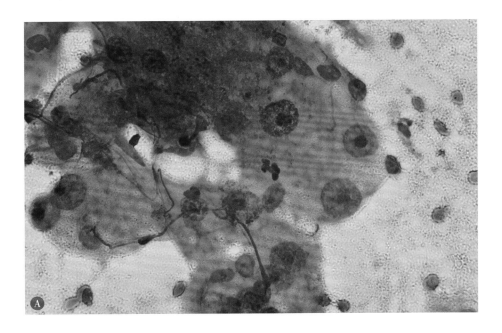

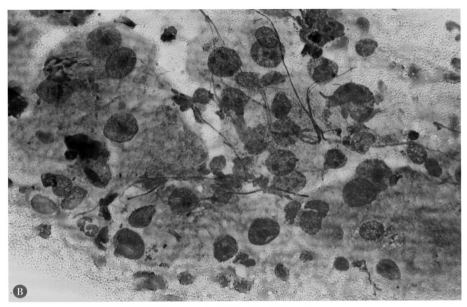

图 2-44　肾透明细胞癌肺转移

五、消化道腺癌肺转移

具有其原发消化道腺癌的 ROSE 细胞学特点（图 2-45）。

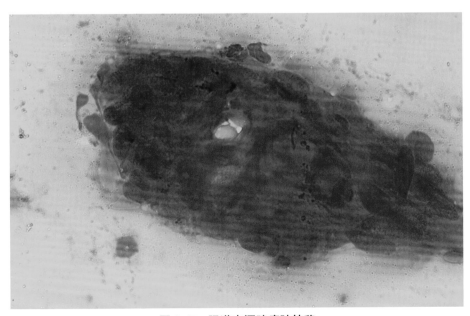

图 2-45　肠道来源腺癌肺转移

六、促结缔组织增生性间皮瘤

肿瘤细胞重度异型,部分细胞呈梭形(图 2-46)。

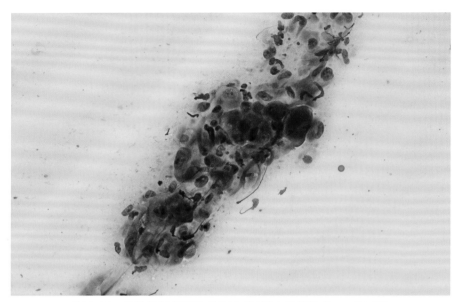

图 2-46 促结缔组织增生性间皮瘤(迪夫快速染色,×400 倍)

七、黏液腺癌(黏液型腺癌)

癌细胞内可见黏液,细胞核挤压到细胞一侧,呈新月形,分化好的黏液性上皮细胞呈立方状或柱状,常有黏液背景(图 2-47)。

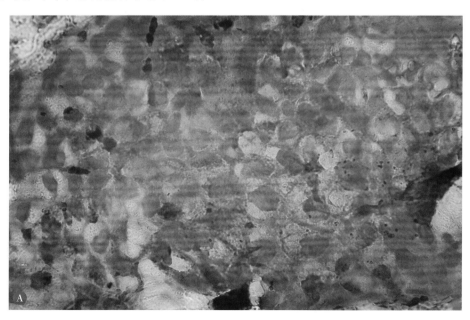

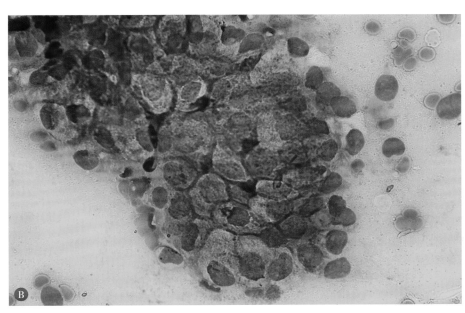

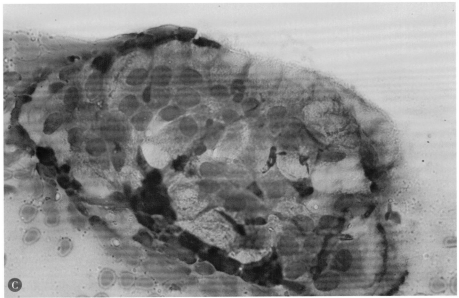

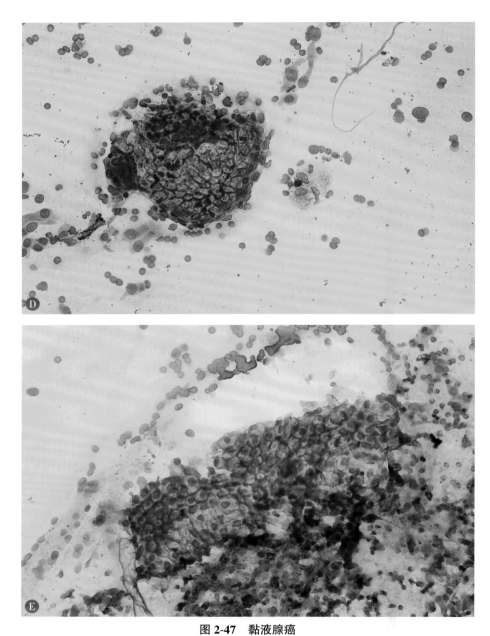

图 2-47　黏液腺癌
A~C. 黏液腺癌(迪夫快速染色, ×1 000 倍); D、E. 黏液腺癌(迪夫快速染色, ×400 倍)

八、肉瘤样癌

肿瘤细胞异型较明显,可见巨细胞样、梭形细胞样等。胞质丰富、深染(图 2-48)。

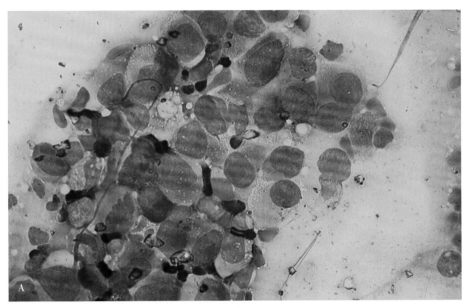

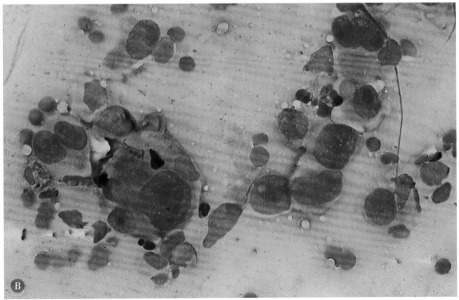

图 2-48 肉瘤样癌

九、上皮样间皮瘤

肿瘤细胞相对较小,细胞核多呈圆形(图 2-49)。

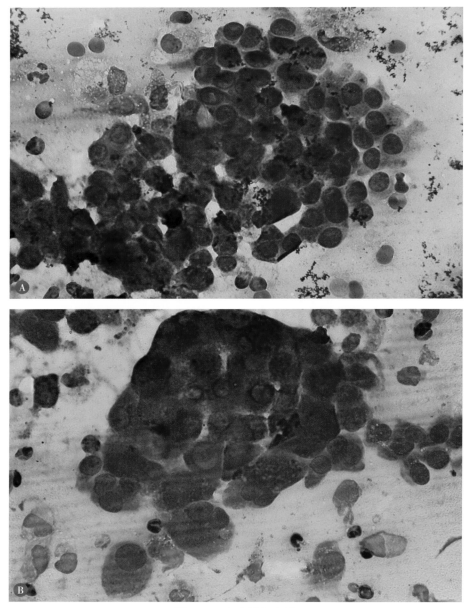

图 2-49 上皮样间皮瘤

十、黏液表皮样癌

黏液表皮样癌是由不同比例的黏液细胞、表皮样细胞和中间细胞组成的小涎腺来源肿瘤。黏液细胞相对较大，核位于细胞边缘，含丰富淡染细胞质；中间细胞呈基底样或立方状；表皮样细胞呈多边形（图 2-50）。

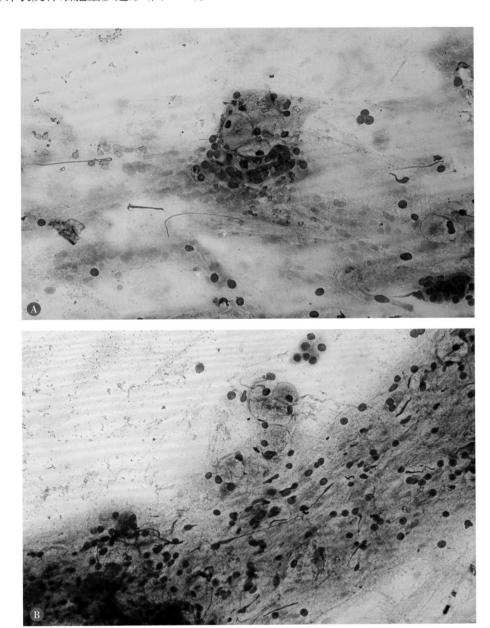

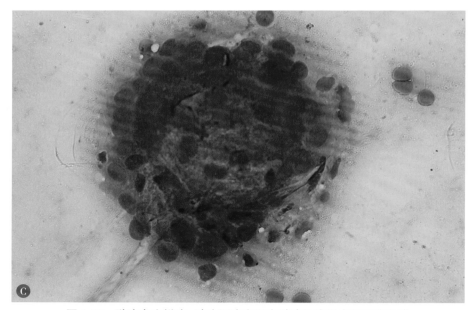

图 2-50　黏液表皮样癌：肿瘤细胞主要由黏液细胞和中间细胞组成
A、B. 黏液表皮样癌：肿瘤细胞主要由黏液细胞和中间细胞组成（迪夫快速染色，×400 倍）；
C. 黏液表皮样癌：肿瘤细胞主要由黏液细胞和中间细胞组成（迪夫快速染色，×1 000 倍）

十一、其他肺外原发肿瘤肺转移

具有其原发肿瘤的 ROSE 细胞学特点（图 2-51～图 2-55）。

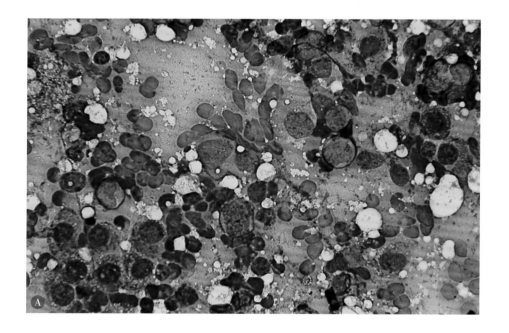

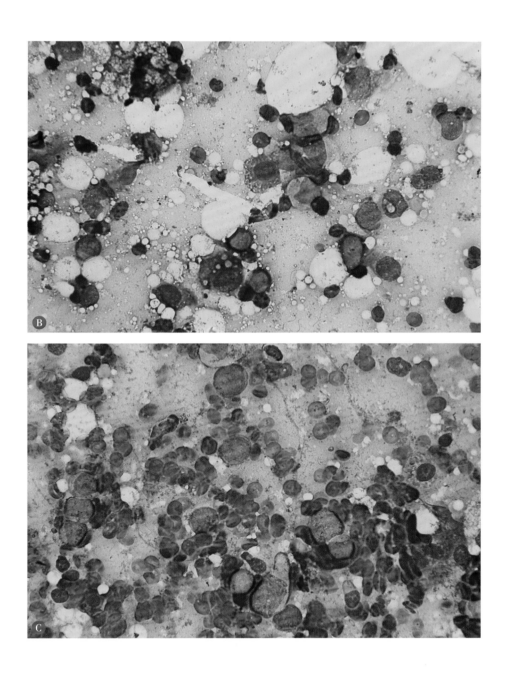

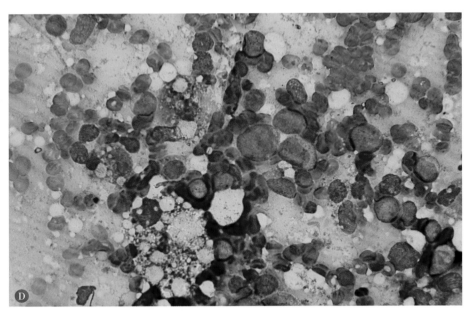

图 2-51　急性髓系白血病肺浸润

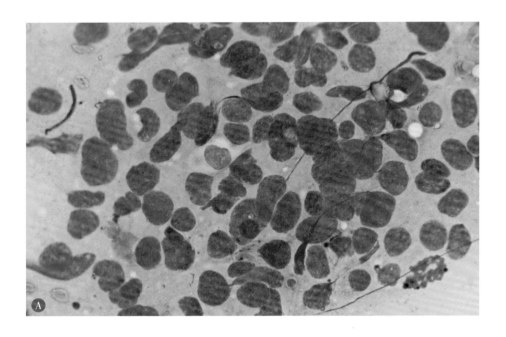

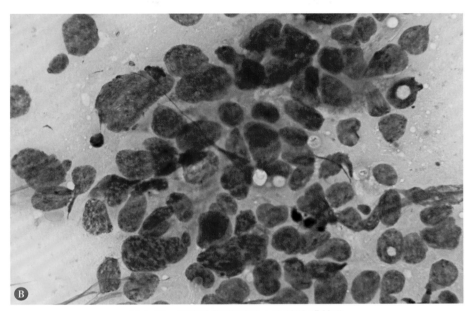

图 2-52　膀胱高级别尿路上皮癌胸膜转移

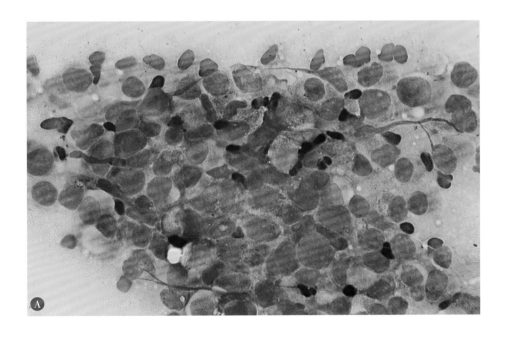

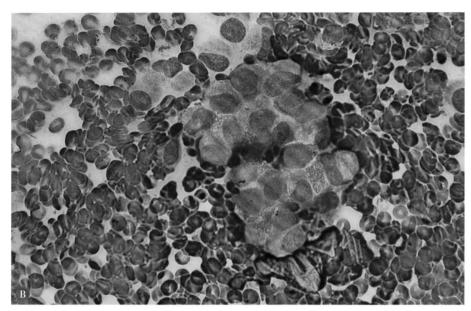

图 2-53　低分化腺癌,来源于乳腺

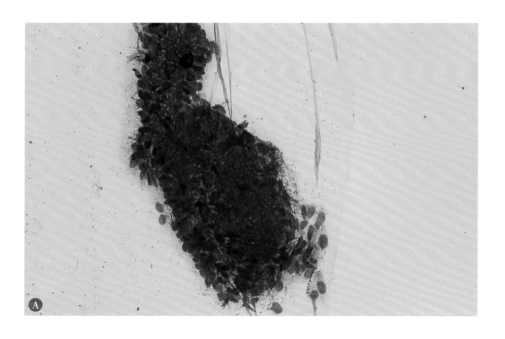

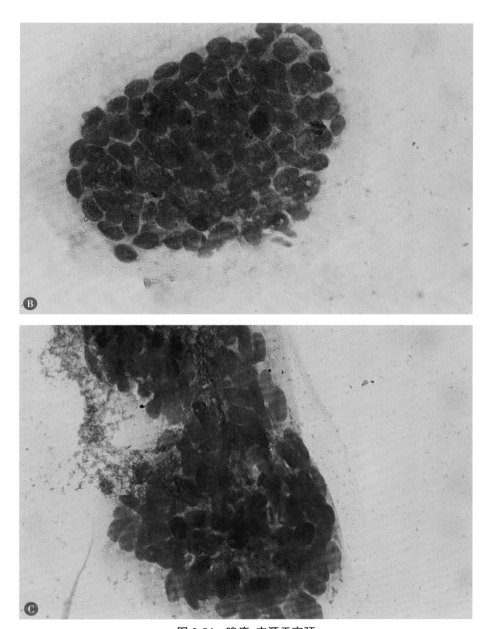

图 2-54 腺癌,来源于宫颈
A. 腺癌,来源于宫颈(迪夫快速染色,×400 倍); B、C. 腺癌,来源于宫颈(迪夫快速染色,×1 000 倍)

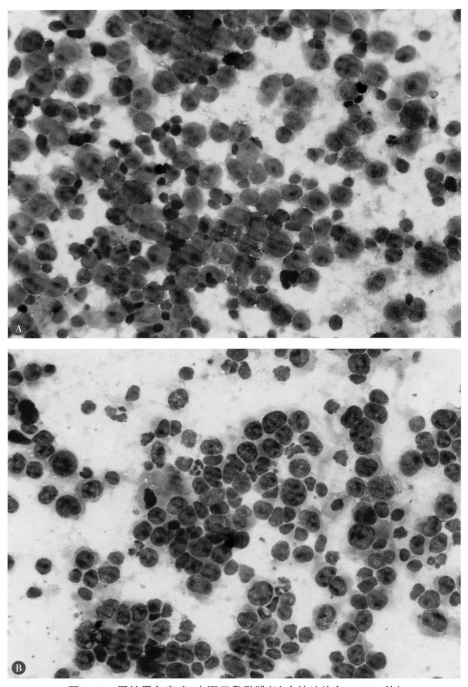

图 2-55 恶性黑色素瘤,来源于鼻黏膜(迪夫快速染色,×400 倍)

第五节 常见肺 / 纵隔非肿瘤性疾病 状态的 ROSE 聚类分析

肺 / 纵隔非肿瘤性疾病状态在 ROSE 判读中一般可归为以下几类(聚类分析的具体分类)。

一、ROSE 制片不佳,导致判读结果意义不大

二、"炎症改变"

"炎症改变"缺乏特异性,且存在程度上的差异。取材对应解剖部位的细胞(如气道上皮细胞)增生、退化、坏死、变性或者偶见炎症细胞,如散在中性粒细胞、活化淋巴细胞、浆细胞,以及过多肺泡巨噬细胞(图 2-56)。

三、大致正常 / 轻度非特异性炎症反应

散在清亮巨噬细胞或清亮巨噬细胞数量较多,轻度炎症反应。

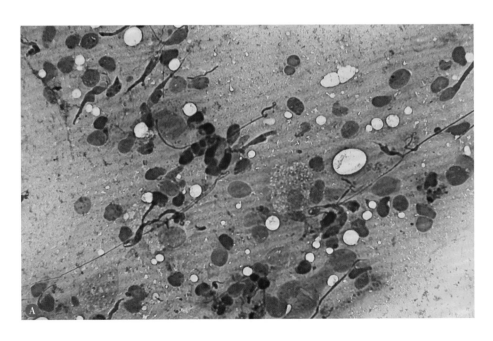

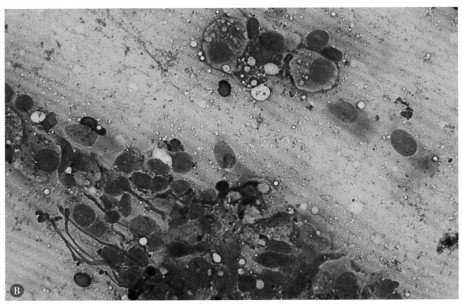

图 2-56 "炎症改变"

四、化脓性感染（有或无可见病原体）

可见中性粒细胞为主的多种炎症细胞，包括较多活化淋巴细胞和巨噬细胞，坏死较明显（图 2-57）；上皮细胞增生、退化、坏死、变性。

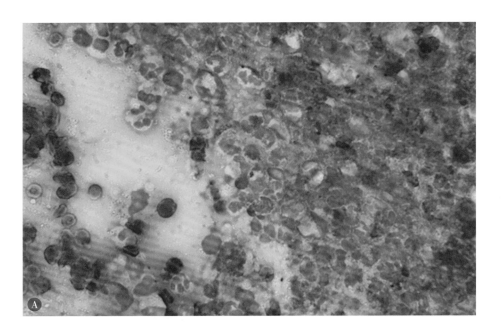

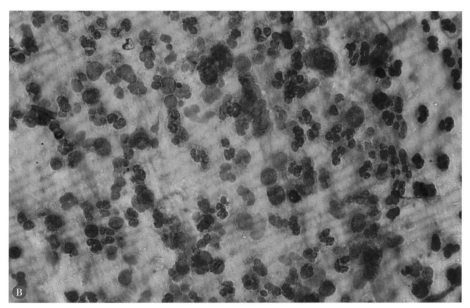

图 2-57　化脓性感染

五、可符合病毒感染 / 可符合支原体感染

病毒性肺炎：可见活化淋巴细胞为主的多种炎症细胞，包括散在中性粒细胞和巨噬细胞；Ⅱ型肺泡细胞增生明显；不同程度炎症反应；可有"巨细胞反应"、病毒包涵体和纤毛柱状上皮细胞断裂等表现（图 2-58）。

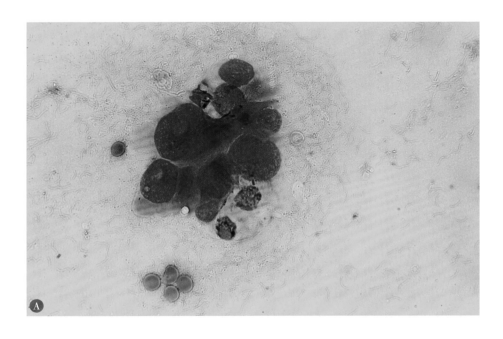

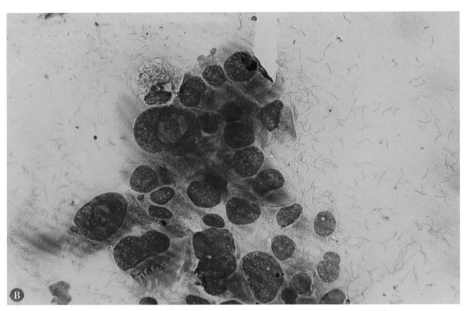

图 2-58　纤毛柱状上皮细胞呈"巨细胞反应",核内见包涵体

支原体肺炎:可见单核细胞(早期游走巨噬细胞)为主的多种炎症细胞,包括散在中性粒细胞,炎症反应明显(图 2-59)。

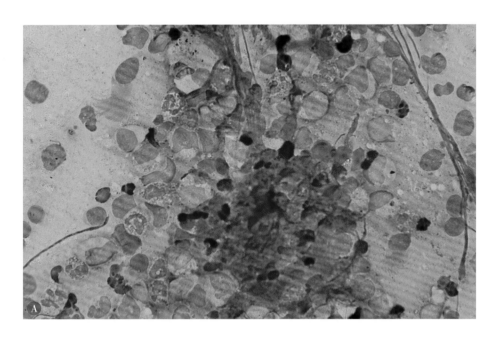

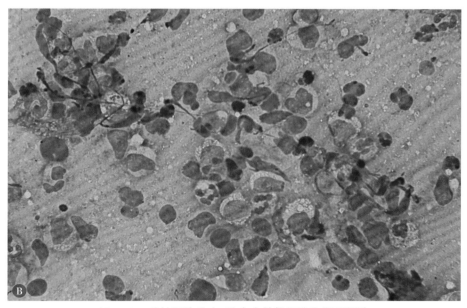

图 2-59　单核细胞为主,散在中性粒细胞和淋巴细胞

六、肉芽肿性炎

　　炎症期:"淋间上皮样细胞亚群"特征,即较多淋巴细胞,间杂组织细胞和上皮样细胞;增殖期:组织细胞、上皮样细胞、淋巴细胞为主的多种炎症细胞,可见多核巨细胞(图 2-60)。

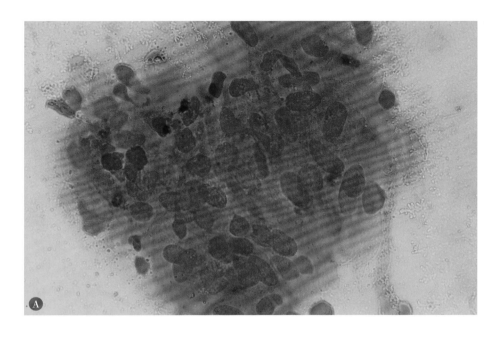

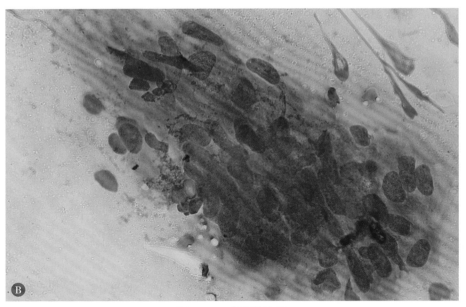

图 2-60 肉芽肿性炎

七、可符合机化

见于感染、感染后或免疫原因，较多泡沫样巨噬细胞聚集，散在活化淋巴细胞与成纤维细胞或肌成纤维细胞，可有或无嗜碱性坏死物（图 2-61）。

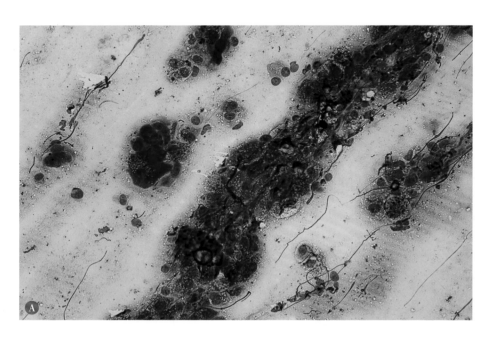

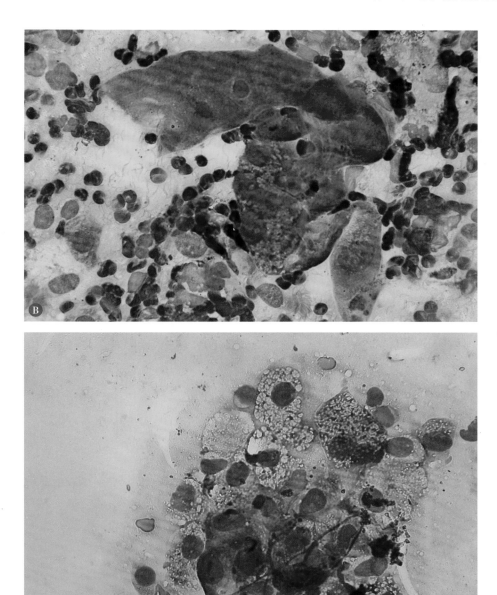

图 2-61　可符合机化

A.机化(迪夫快速染色,×400 倍);B、C.机化(迪夫快速染色,×1 000 倍)

八、可符合纤维化（成纤维细胞、肌成纤维细胞为主或纤维细胞为主）

出现较多成纤维细胞、肌成纤维细胞，部分成纤维细胞或已演变为纤维细胞；纤维化启动或进展期Ⅱ型肺泡细胞增生明显（图 2-62）。

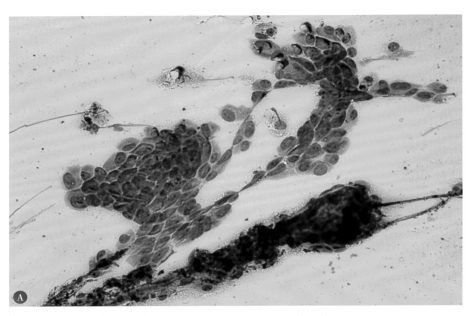

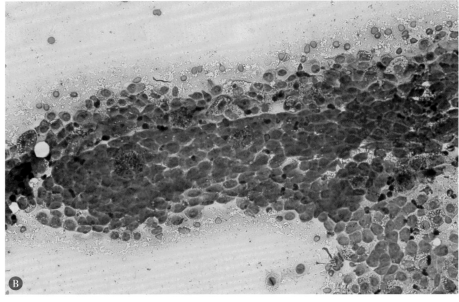

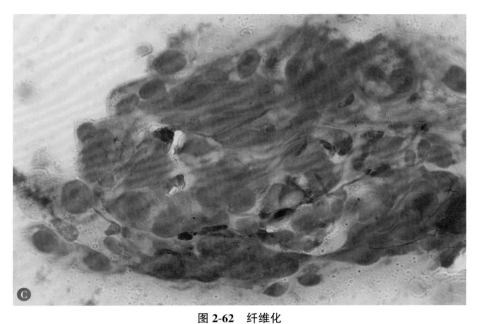

图 2-62　纤维化

A、B. 纤维化：纤维细胞为主（迪夫快速染色，×400 倍）；C. 纤维化：成纤维细胞、肌成纤维细胞为主

九、淋巴细胞为主的免疫性炎症反应

较多活化淋巴细胞，有不同程度的"炎症改变"（图 2-63）。

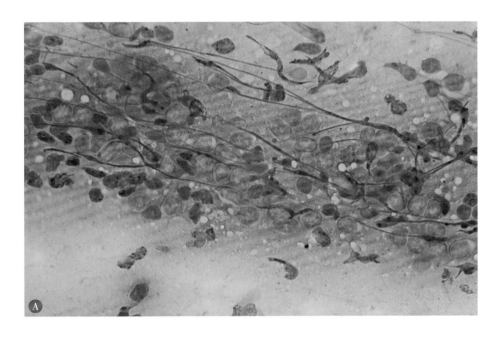

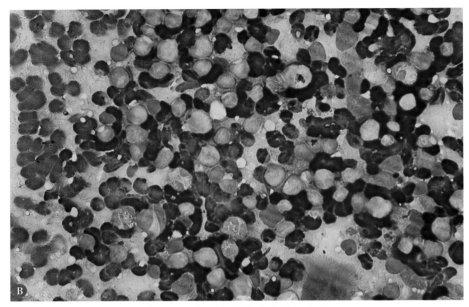

图 2-63 淋巴细胞为主的炎症反应

十、嗜酸性粒细胞为主的免疫性炎症反应

较多嗜酸性粒细胞，有不同程度的"炎症改变"（图 2-64）。

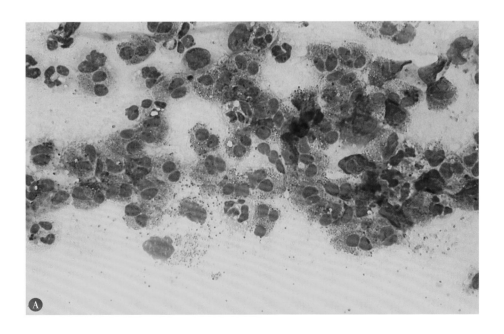

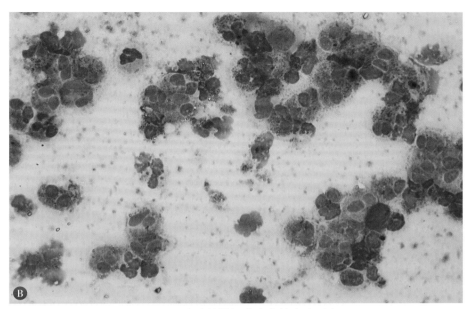

图 2-64 嗜酸性粒细胞为主的炎症反应

十一、增殖 / 修复性炎症反应

组织细胞为主,偶见多核巨细胞和不典型肉芽肿,伴不同数目活化淋巴细胞及浆细胞;伴不同程度的"炎症改变"(图 2-65)。

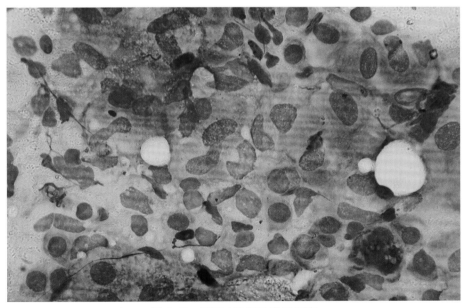

图 2-65 增殖 / 修复性炎症反应

77

十二、有可见病原体、特征性表现或外来物

可有菌丝、孢子、包囊、菌体、滋养体、细胞内组织胞浆菌、酵母菌、虫体等可见病原体，或植物细胞、脂滴、无定形物与异物成分等，部分可伴嗜酸性粒细胞（图 2-66、图 2-67、图 2-68）。

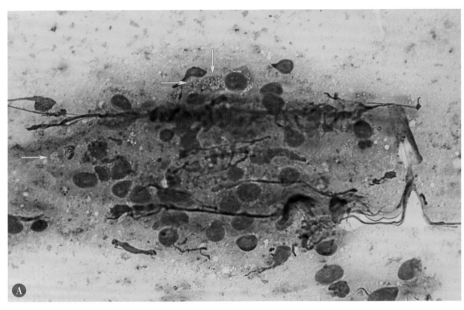

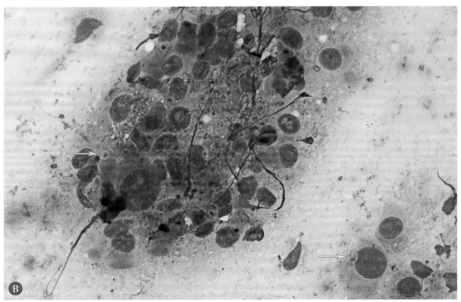

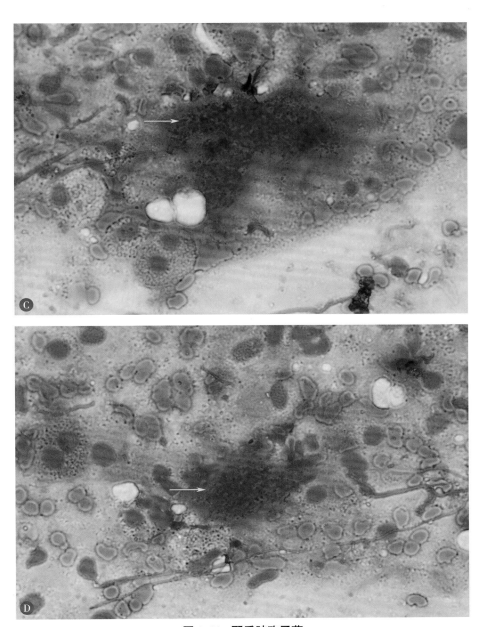

图 2-66 耶氏肺孢子菌

A、B. 箭头示耶氏肺孢子菌包囊：包囊呈圆形或椭圆形，包囊内可见小点棒状结构；

C、D. 箭头示耶氏肺孢子菌滋养体：在特征性蓬松棉花样蛋白背景物中见深染小点状物。

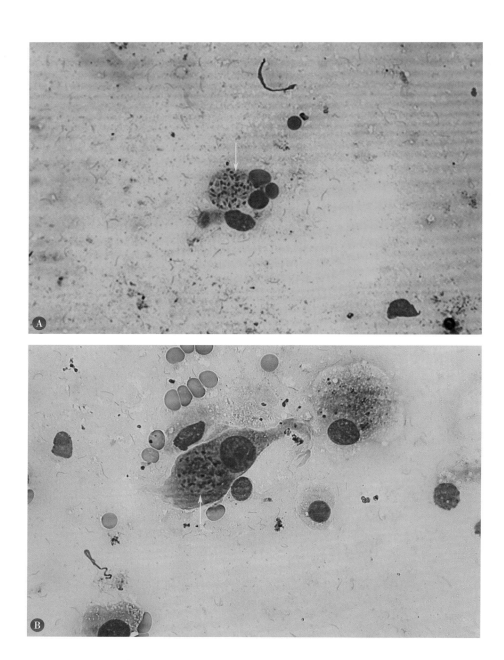

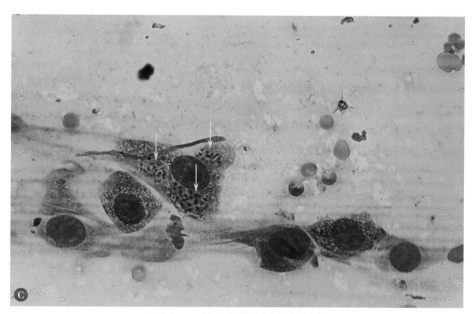

图 2-67　箭头所指为弓形虫病原

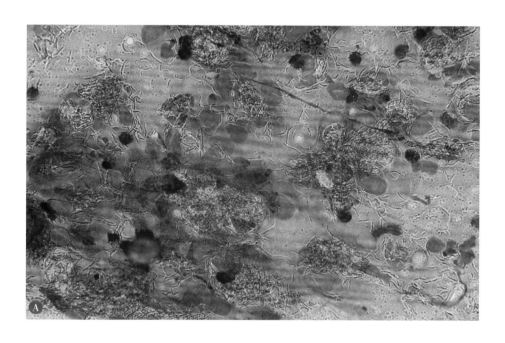

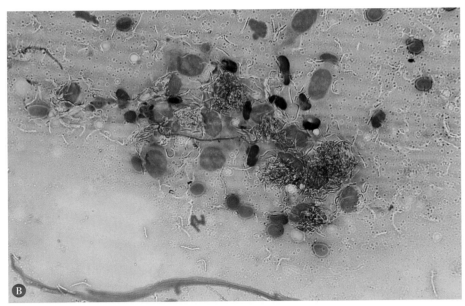

图 2-68　非结核分枝杆菌

十三、坏死性"炎症改变"

坏死明显,部分细胞破碎崩解,难以分类和计数,黏液背景(图 2-69)。

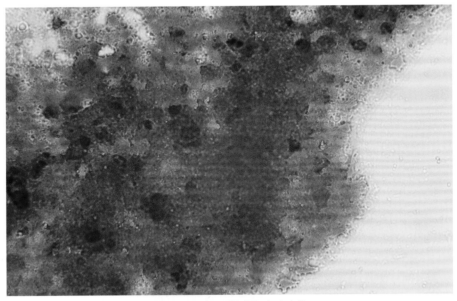

图 2-69　坏死性"炎症改变"

十四、霉菌感染的"冯氏背景"

当临床与影像疑诊而活检或灌洗 ROSE 未见确切霉菌菌丝时,在 ROSE 同时具备以下特点时,应考虑可能存在霉菌感染:①嗜氰无定形物或碎片、碎粒(嗜氰);②化脓性坏死伴中性粒细胞或嗜酸性粒细胞浸润,并散在碎细胞器(坏死);③巨噬细胞、中性粒细胞胞质嗜氰或笔画感(笔画);伴或不伴肉芽肿,即可见或不见淋间上皮样细胞亚群。同时具备嗜氰、坏死、笔画,伴或不伴肉芽肿的细胞学背景称为霉菌感染的"冯氏背景",如同时有支气管肺泡灌洗液半乳甘露聚糖抗原试验(GM试验)的佐证,判读的证据就更加充足(图 2-70、图 2-71)。

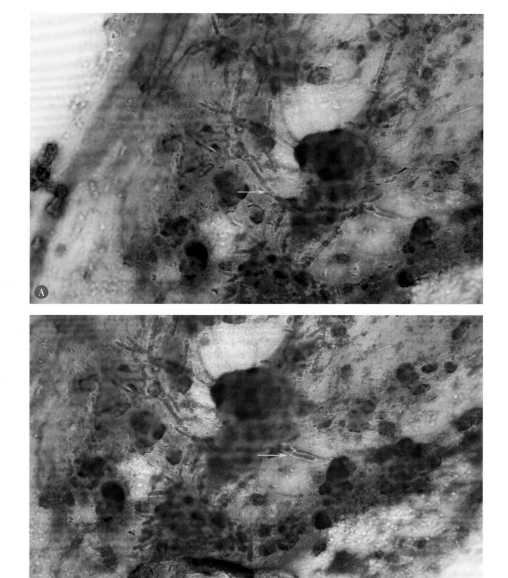

图 2-70　曲霉菌丝
A、B.嗜氰无定形物背景中见曲霉菌丝:呈丝状,粗细较一致,箭头所指为横隔。

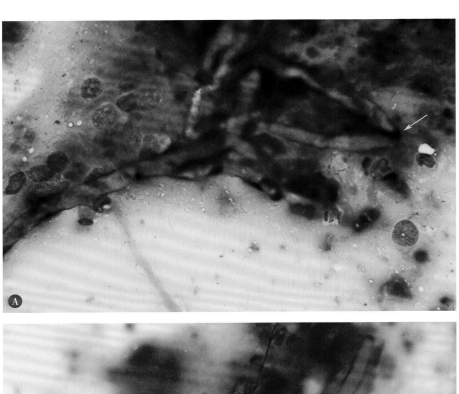

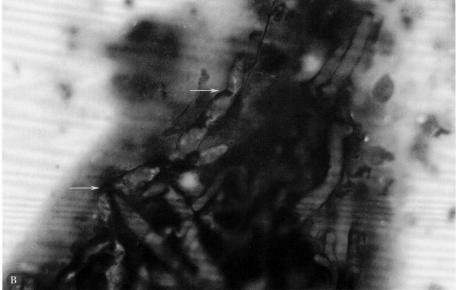

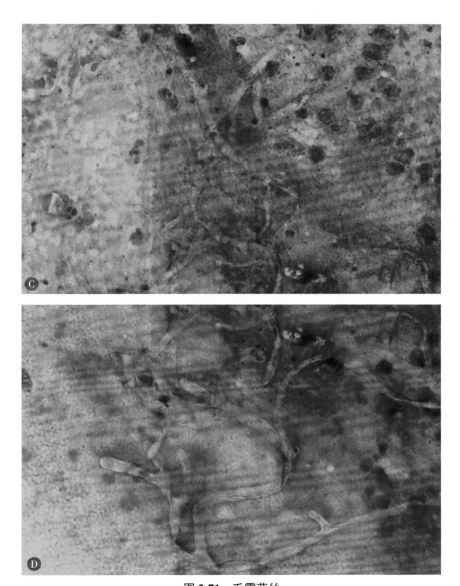

图 2-71　毛霉菌丝

A、B. 嗜氰无定形物背景中见毛霉菌丝：宽大飘带样无分隔菌丝扭曲成团，箭头所
指为菌丝折叠而非分隔；C、D. 化脓性坏死背景中见毛霉菌丝。

第六节　其他特殊及特征性细胞状态

一、红细胞反向着色

在特殊微环境下，如 pH 变化或浸有脂肪滴等，红细胞染色嗜中性，不着色（图 2-72）。

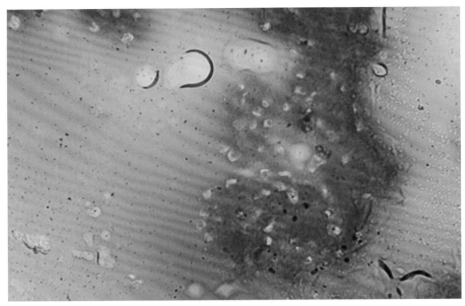

图 2-72　红细胞反向着色

二、红细胞过度着色

在特殊微环境下，如肉芽肿、嗜酸性坏死、角化等，红细胞染色过度嗜酸（图 2-73）。

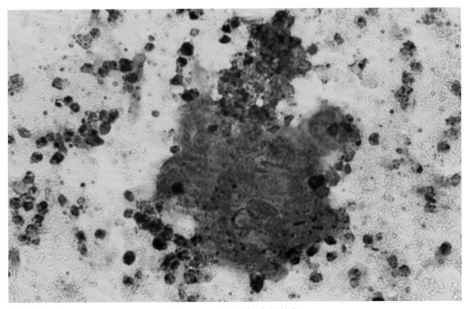

图 2-73　红细胞过度着色

三、干酪样坏死

嗜酸性浆液背景,细胞成分不可分辨,多见于肺结核病(图 2-74)。

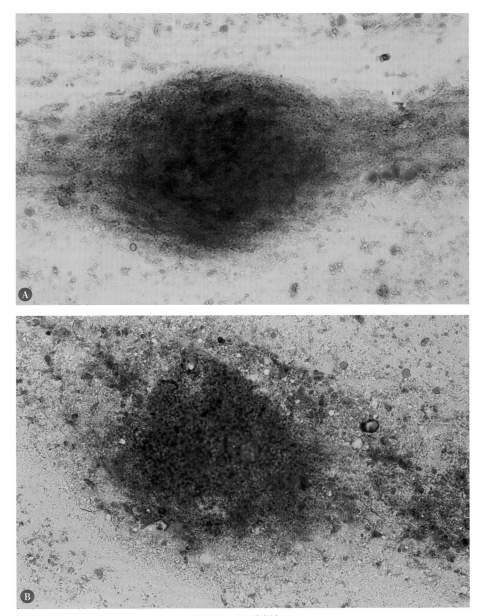

图 2-74　干酪样坏死

四、向日葵样排列

在机化状态等 ROSE 组学中,泡沫样巨噬细胞聚集成团,呈向心样排列,形似向日葵,可伴有巨噬细胞部分转化为组织细胞,伴有活化淋巴细胞、肌成纤维细胞(图 2-75)。

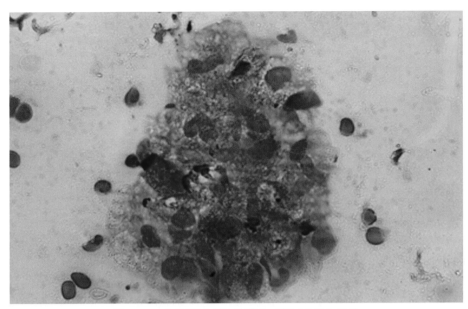

图 2-75 泡沫样巨噬细胞聚集成团,形似向日葵

五、Ⅱ型肺泡细胞空泡样变

Ⅱ型肺泡细胞在炎症如病毒感染等的 ROSE 组学中,胞质内出现较多细致、干净的小空泡,伴或不伴Ⅱ型肺泡细胞增生(图 2-76)。

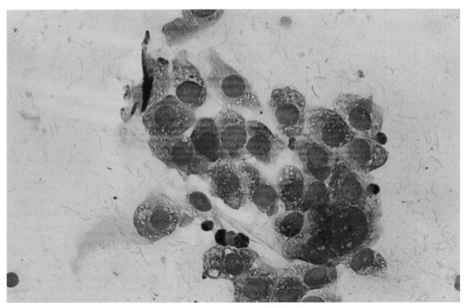

图 2-76 Ⅱ型肺泡细胞空泡样变

六、纤毛柱状上皮细胞断裂 / 刷细胞断裂

某些病毒（如腺病毒、呼吸道合胞病毒）感染时，可见纤毛柱状上皮细胞或刷细胞出现断裂线或直接断裂，一般胞核与胞质梭形尾部断于一端，柱形胞质与纤毛或绒毛断于另一端（图 2-77）。

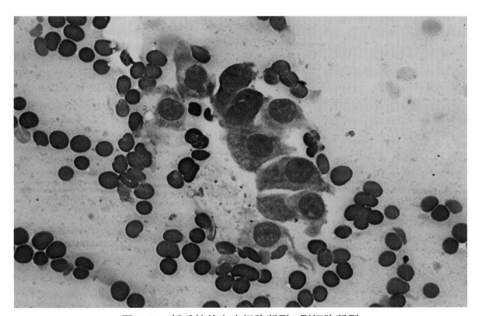

图 2-77 纤毛柱状上皮细胞断裂 / 刷细胞断裂

七、夏科 - 莱登（Charcot-Leyden）结晶

无色透明的菱形指南针样，其两端尖长，大小不等，折光性强，是嗜酸性粒细胞破裂后其内的嗜酸性颗粒结晶而成。常见于变态反应性支气管肺曲霉病（ABPA）或支气管哮喘，常与嗜酸性粒细胞、嗜碱性粒细胞及淋巴细胞等共分布（图 2-78）。

八、成纤维细胞栓

成纤维细胞栓是由肌成纤维细胞、成纤维细胞、淋巴细胞和组织细胞密集排列构成，一般见于可进展为纤维化的机化状态，例如病毒（如新型冠状病毒）感染后间质改变、进展型肺纤维化等（图 2-61B）。

九、耶氏肺孢子菌滋养体

泡沫样无定形物，整体嗜中性偏酸，散在嗜碱性碎颗粒。其细胞学背景可依病程为机化型或纤维化型等。耶氏肺孢子菌包囊多与耶氏肺孢子菌滋养体并存，圆形，直径为 1~3μm，整体嗜中性偏酸，内见数枚嗜碱性颗粒（图 2-66）。

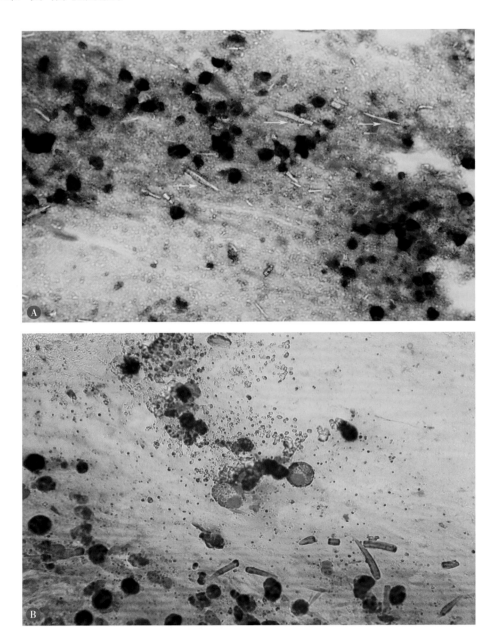

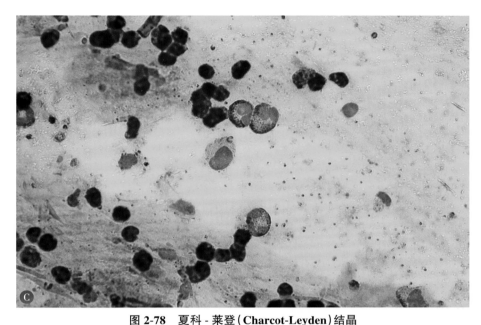

图 2-78　夏科 - 莱登（Charcot-Leyden）结晶
A. 箭头所指为夏科 - 莱登（Charcot-Leyden）结晶；B、C. 嗜酸性粒细胞、嗜碱性粒细胞及
夏科 - 莱登（Charcot-Leyden）结晶

十、组织细胞亚群

淋间上皮样细胞亚群是活动性结核的典型组学，发育的方向是肉芽肿，是由淋间组织细胞亚群发育而来的。淋间组织细胞亚群在乏淋巴细胞情况下，呈现单纯组织细胞亚群，此时需与机化鉴别。鉴别要点：是否存在较多泡沫化细胞；仔细辨析淋巴细胞的存在和比例（图 2-79）。

十一、几丁质现象

霉菌感染时，可见长度数微米的直线或折线形透明折光体，为霉菌合成的几丁质，或者较多几丁质改变了渗出液 pH 后形成的散在片状透明折光结晶体，称几丁质现象（图 2-80）。

十二、絮状坏死脓液背景

液性嗜酸背景，坏死物呈絮状，为碎裂细胞器或病原，分布较多炎症细胞如中性粒细胞、淋巴细胞等，提示细菌性化脓性感染（图 2-81）。

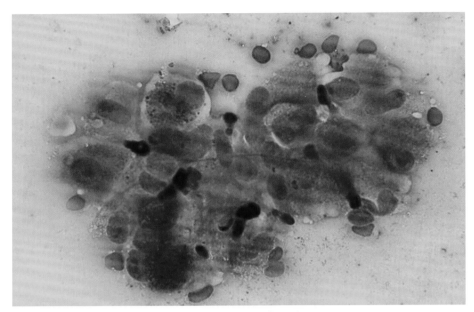

图 2-79 组织细胞亚群

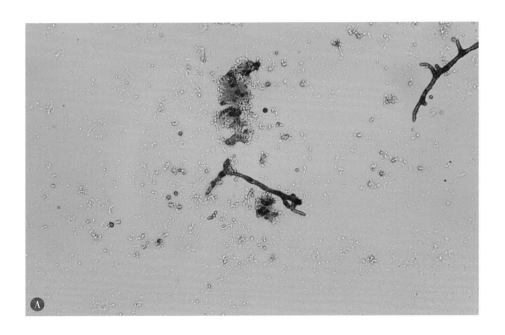

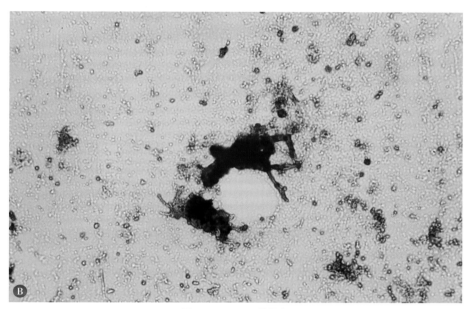

图 2-80　几丁质现象

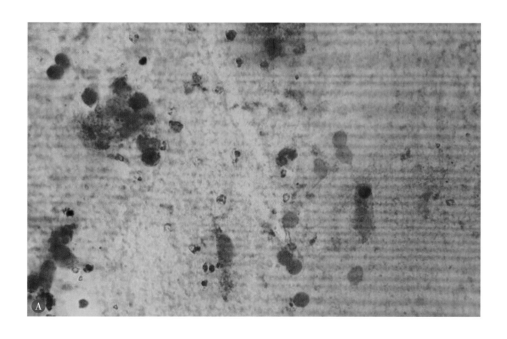

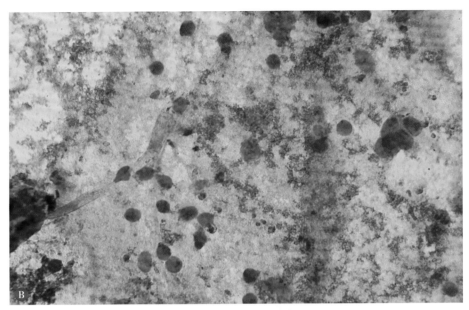

图 2-81　絮状坏死脓液背景

十三、错构瘤脂肪滴(图 2-82)

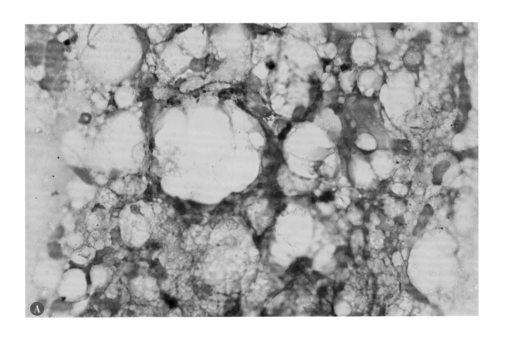

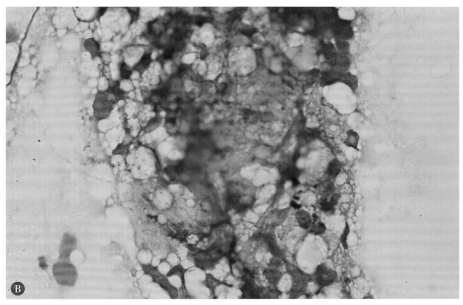

图 2-82 错构瘤脂肪滴

十四、Ⅱ型肺泡细胞构成大结构

Ⅱ型肺泡细胞可以镶嵌形成结构,但Ⅱ型肺泡细胞作为 Ⅰ 型肺泡细胞的"角落细胞"、"交界点细胞"或者"节点细胞",往往形成的结构较小,常见数个Ⅱ型肺泡细胞镶嵌形成结构。超过 10 个Ⅱ型肺泡细胞镶嵌,形成较大结构称为Ⅱ型肺泡细胞构成大结构,代表Ⅱ型肺泡细胞增生(图 2-83)。

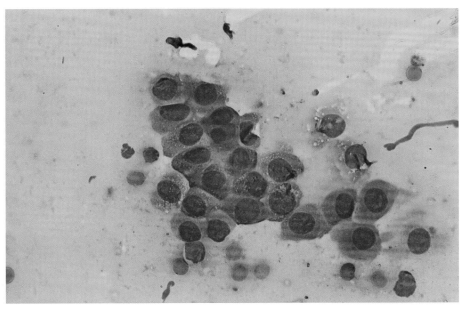

图 2-83 Ⅱ型肺泡细胞构成大结构

十五、菌体黏液层

位于菌体周围的嗜酸性黏液,可能和细菌耐药或生物被膜相关(图 2-84)。

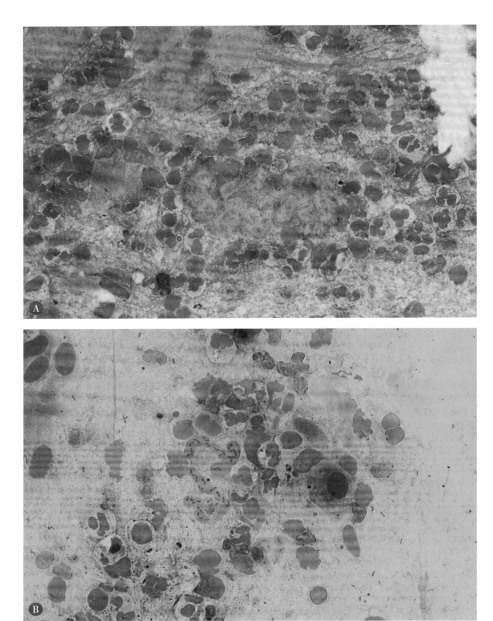

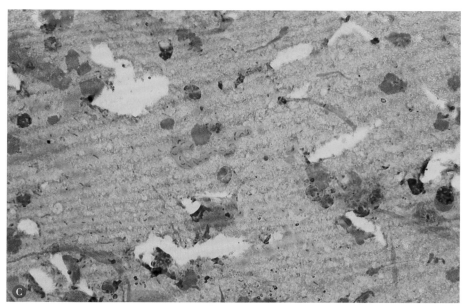

图 2-84　图中央为黏液型铜绿假单胞菌,黏液包裹菌体

十六、菌丝和孢子发育不良

菌丝残碎,直径小,孢子外形不规整,直径小(图 2-85)。

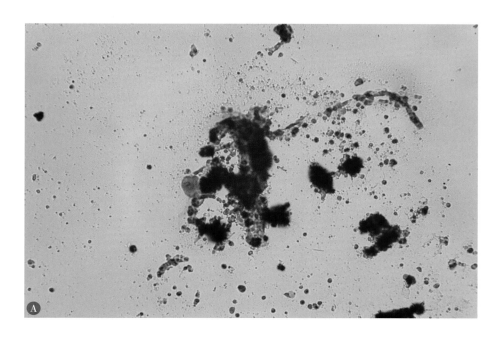

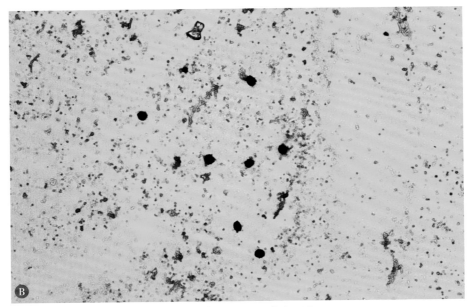

图 2-85 菌丝和孢子发育不良

第三章

个体细胞或细胞状态临床意义的概括

肺疾病介入治疗
快速现场评估

————

第一节
气道与肺固有细胞成分

▼

第二节
其他固有细胞成分

▼

第三节
常见气管 / 肺非上皮细胞（血运来源）成分

▼

第四节
其他可标注成分或细胞状态

下文小括号［"（）"］内为该种个体细胞或细胞状态的简明临床意义。

第一节　气道与肺固有细胞成分

近端支气管导气部的固有细胞成分包括纤毛细胞（定位、辅助良恶鉴别）、杯状细胞（定位）、刷细胞（定位）、基底细胞（定位）和神经内分泌细胞；

远端支气管导气部的固有细胞成分包括纤毛细胞（定位、辅助良恶鉴别）和无毛细胞（定位）；肺组织（呼吸部）固有细胞成分包括Ⅱ型肺泡细胞（定位、增生提示病毒感染、纤维化进展启动）和Ⅰ型肺泡细胞（肺泡损伤破坏）。

第二节　其他固有细胞成分

其他固有细胞成分包括成纤维细胞/肌成纤维细胞（纤维化进展，伴泡沫样巨噬细胞提示机化）、纤维细胞（纤维化稳定）、腺体细胞（分泌）、内皮细胞（定位）和肌细胞（定位）。

第三节　常见气管/肺非上皮细胞（血运来源）成分

红细胞（测定其他细胞大小的"标尺"）、中性粒细胞（化脓性感染）、嗜酸性粒细胞（变态反应）、嗜碱性粒细胞（变态反应）、淋巴细胞（免疫反应，较多淋巴细胞间杂上皮样细胞可提示肉芽肿性炎）、浆细胞（免疫反应）、单核细胞（炎症反应、支原体或衣原体感染）巨噬细胞（定位）、组织细胞、上皮样细胞（肉芽肿的主要细胞成分）、多核巨细胞（肉芽肿的主要细胞成分）、肥大细胞（过敏性疾病）。

第四节　其他可标注成分或细胞状态

黏液（黏液腺癌）、镶嵌、嵌合（小细胞肺癌）、角化（鳞癌）、增生、退化、坏死、变性（炎症）、聚集（炎症）、巨细胞反应/细胞增大反应（慢性炎症、病毒感染）、多核化（炎症）、菌丝（丝状真菌）、孢子（真菌）、分叉（霉菌鉴别）、包涵体（病毒感染）、无定形物（淀粉样变、蛋白沉着等）、透明膜（纤维化进展启动）。

附　录

快速现场评估（ROSE）细胞分类计数初步评估报告

姓名：　　　性别：　　年龄：　　　科别：　　　住院号：

送检标本：现场脱落细胞

制片方式：印片或 TCT 制片 __ 次，共制得玻片 __ 张，迪夫快速染色法（Diff-Quik staining）

此处放置 6.0cm×4.5cm 标准摄图图 1　　此处放置 6.0cm×4.5cm 标准摄图图 2

评价印象：（在□内打√使其变为☑或在报告中仅留下有意义内容，可复选，尽量选齐）

一、ROSE 制片中可能存在较多下列细胞类型和/或细胞状态（现场评价无免疫细胞化学佐证，仅为近似形态学识别）

固有细胞：1□纤毛细胞 Ci；2□杯状细胞 Go；3□刷细胞（含无毛单纯小梭形上皮细胞）Br；4□基底细胞 Ba；5□神经内分泌细胞 K；6□Ⅱ型肺泡细胞 Al2；7□Ⅰ型肺泡细胞 Al1；8□纤维细胞 Fi；9□成纤维细胞 Fb；10□腺体细胞 Gl；11□肌细胞 My；12□远端气道上皮细胞 F（包括克拉拉细胞、血管内皮细胞等多种远端气道有质无毛细胞群组）。

成分细胞：1□红细胞 Er；2□中性粒细胞 Ne；3□嗜酸性粒细胞 Eo；4□嗜碱性粒细胞 Bp；5□淋巴细胞 Ly；6□浆细胞 Pl；7□单核细胞 Mo；8□巨噬细胞 Ma；9□组织细胞 Hi；10□上皮样细胞 Ei；11□多核巨细胞 Gi；12□肥大细胞 Mc；13□间皮细胞 Me。

细胞状态：1□黏液 Mu；2□坏死 Nr；3□增生 Hy；4□多核化 Mn；5□角化或鳞化 Ke。

外来细胞：1□可疑核异质细胞 Tc；2□较多可疑淋巴细胞 Ly（此项用于 TBNA/TBNB）。

二、据 ROSE 制片中可能存在的细胞所进行的聚类推测

1□必要时可再取材；2□"炎症改变"；3□大致正常/轻度非特异性炎症反应；4□可能化脓性感染；5□可能符合病毒感染（含巨细胞反应）/可能符合支原体感染；6□可能肉芽肿性炎；7□可能符合机化：8□可能符合纤维化（成纤维细胞为主□或纤维细胞为主□）；9□淋巴细胞为主的炎症反应；10□嗜酸性粒细胞为主的炎症反应；

11 □可能有增殖 / 修复性炎症反应；12 □可能为病原体，某种表现或外来物（但不确定，由临床做判断）；13 □坏死性"炎症改变"；14 □可能为组织内（如淋巴结内）应有成分（可用于 TBNA/TBNB）。

本评价采用迪夫快速染色法，目的：①监测采集标本的准确性，提高诊断率，保护患者安全；②为临床及时治疗患者提供可能存在的快速病原学参考；③提供细胞分类与计数信息；④本评价仅针对本例制片，仅供临床医师参考，不是组织病理学检查，不能作为病理学报告使用；⑤由于细胞学制片褪色较快，故不提供玻片保存与外借服务。

送检日期：　年　月　日

细胞病理医师 / 检验师 / 经专项培训的临床医师：×××（手签）

校验者：×××（手签）

同质化报告部分 1- 资质、风险、费用

快速现场评价（ROSE）细胞分类计数初步评估报告

姓名：　　　　**性别：**　　　**年龄：**　　　　**科别：**　　　　**住院号：**

送检标本：现场脱落细胞

制片方式：印片或 TCT 制片 ＿ 次，共制得玻片 ＿ 张，迪夫快速染色法（Diff-Quik staining）

此处放置 6.0cm×4.5cm 标准摄图图 1　　　此处放置 6.0cm×4.5cm 标准摄图图 2

同质化报告部分 2- 细胞优势分类描绘、可能发生的分类偏移

评价印象：(在 □ 内打 √ 使其变为 ☑ 或在报告中仅留下有意义内容，可复选，尽量选齐。)

一、ROSE 制片中可能存在较多下列细胞类型和 / 或细胞状态（现场评价无免疫细胞化学佐证，仅为近似形态学识别）

固有细胞：1 □纤毛细胞 Ci；2 □杯状细胞 Go；3 □刷细胞（含无毛单纯小梭形上皮细胞）Br；4 □基底细胞 Ba；5 □神经内分泌细胞 K；6 □Ⅱ型肺泡细胞 Al2；7 □Ⅰ型肺泡细胞 Al1；8 □纤维细胞 Fi；9 □成纤维细胞 Fb；10 □腺体细胞 Gl；11 □肌细胞 My；12 □远端气道上皮细胞 F（包括克拉拉细胞、血管内皮细胞等多种远端气道有质无毛细胞

群组）。

　　成分细胞：1 □红细胞 Er；2 □中性粒细胞 Ne；3 □嗜酸性粒细胞 Eo；4 □嗜碱性粒细胞 Bp；5 □淋巴细胞 Ly；6 □浆细胞 Pl；7 □单核细胞 Mo；8 □巨噬细胞 Ma；9 □组织细胞 Hi；10 □上皮样细胞 Ei；11 □多核巨细胞 Gi；12 □肥大细胞 Mc；13 □间皮细胞 Me。

　　细胞状态：1 □黏液 Mu；2 □坏死 Nr；3 □增生 Hy；4 □多核化 Mn；5 □角化或鳞化 Ke。

　　外来细胞：1 □可疑核异质细胞 Tc；2 □较多可疑淋巴细胞 Ly（此项用于 TBNA/TBNB）。

同质化报告部分 3- 细胞优势聚类分析、清晰的临床照应

　　二、据 ROSE 制片中可能存在的细胞所进行的聚类推测

　　1 □必要时可再取材；2 □"炎症改变"；3 □大致正常 / 轻度非特异性炎症反应；4 □可能化脓性感染；5 □可能符合病毒感染（含巨细胞反应）/ 可能符合支原体感染；6 □可能肉芽肿性炎；7 □可能符合机化：8 □可能符合纤维化（成纤维细胞为主□或纤维细胞为主□）；9 □淋巴细胞为主的炎症反应；10 □嗜酸性粒细胞为主的炎症反应；11 □可能有增殖 / 修复性炎症反应；12 □可能为病原体，某种表现或外来物（但不确定，由临床做判断）；13 □坏死性"炎症改变"；14 □可能为组织内（如淋巴结内）应有成分（可用于 TBNA/TBNB）。

同质化报告部分 4- 目的、意义、限制、免责、灵活使用

　　本评价采用迪夫快速染色法，目的：①监测采集标本的准确性，提高诊断率，保护患者安全；②为临床及时治疗患者提供可能存在的快速病原学参考；③提供细胞分类与计数信息；④本评价仅针对本例制片，仅供临床医师参考，不是组织病理学检查，不能作为病理学报告使用；⑤由于细胞学制片褪色较快，故不提供玻片保存与外借服务。

送检日期：　年　月　日

细胞病理医师 / 检验师 / 经专项培训的临床医师：×××（手签）

校验者：×××（手签）